U0062366

中医临床必读丛书重刊

唐·蔺道人 著

胡晓峰 整理

仙授理伤续断秘方

明·薛己 著

曹炳章 校订

丁继华　王宏 整理

正体类要

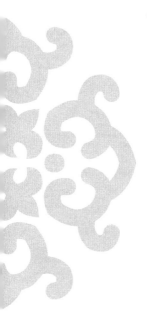

人民卫生出版社

·北京·

图书在版编目（CIP）数据

仙授理伤续断秘方 /（唐）蔺道人著；胡晓峰整理.
正体类要 /（明）薛己著；丁继华，王宏整理. —北京：
人民卫生出版社，2023.4
（中医临床必读丛书重刊）
ISBN 978-7-117-34555-2

Ⅰ. ①仙… ②正…　Ⅱ. ①蔺… ②薛… ③胡… ④丁
…⑤王…　Ⅲ. ①中医伤科学－中国－唐代②中医伤科学
－中国－明代　Ⅳ. ①R274

中国国家版本馆 CIP 数据核字（2023）第 083300 号

人卫智网	www.ipmph.com	医学教育、学术、考试、健康，
		购书智慧智能综合服务平台
人卫官网	www.pmph.com	人卫官方资讯发布平台

中医临床必读丛书重刊
仙授理伤续断秘方
正体类要
Zhongyi Linchuang Bidu Congshu Chongkan
Xianshou Lishang Xuduan Mifang
Zhengti Leiyao

著　　者：唐·蔺道人
整　　理：胡晓峰
著　　者：明·薛　己
整　　理：丁继华　　王　宏
出版发行：人民卫生出版社（中继线 010-59780011）
地　　址：北京市朝阳区潘家园南里 19 号
邮　　编：100021
E - mail：pmph @ pmph.com
购书热线：010-59787592　010-59787584　010-65264830
印　　刷：北京市艺辉印刷有限公司
经　　销：新华书店
开　　本：889×1194　1/32　　印张：4.5
字　　数：70 千字
版　　次：2023 年 4 月第 1 版
印　　次：2023 年 6 月第 1 次印刷
标准书号：ISBN 978-7-117-34555-2
定　　价：29.00 元

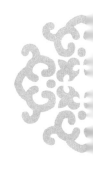

重刊说明

中医药学是中华民族的伟大创造,是中国古代科学的瑰宝,也是打开中华文明宝库的钥匙,为中华民族繁衍生息做出了巨大贡献,对世界文明进步产生了积极影响。中华五千年灿烂文化,"伏羲制九针""神农尝百草",中医经典著作作为中医学的重要组成部分,是中医药文化之源、理论之基、临床之本。为了把这些宝贵的财富继承好、发展好、利用好,人民卫生出版社于2005年推出了《中医临床必读丛书》(简称《丛书》)(105种),随后于2017年推出了《中医临床必读丛书》(典藏版)(30种),丛书出版后深受读者欢迎,累计印制近900万册,成为了中医药从业人员和爱好者的必读经典。

毋庸置疑,中医古籍不仅是中医理论的基础,更是中医临床坚强的基石,提高临床疗效的捷径。每一位中医从业者,无不是从中医经典学起的。"读经典、悟原理、做临床、跟名师、成大家"是中医成才的必要路径。为了贯彻落实党的二十大报告指出的促进中医药传承创新发展和《关于推进新时代古籍工作的意见》

要求,传承中医典籍精华,同时针对后疫情时代中医药在护佑人民健康方面的重要性以及大众对于中医经典的重视,我们因时因势调整和完善中医古籍出版工作,因此,在传承《丛书》原貌的基础上,对105种图书进行了改版,推出《中医临床必读丛书重刊》(简称《重刊》)。为了便于读者阅读,本版尽量保留原版风格,并采用双色印刷,将"养生类著作"单列,对每部图书的导读和相关文字进行了更新和勘误;同时邀请张伯礼院士和王琦院士为《重刊》作序,具体特点如下:

1. 精选底本,校勘严谨 每种古籍均由各科专家遴选精善底本,加以严谨校勘,为读者提供精准的原文。在内容上,考虑中医临床人员的学习需要,一改过去加校记、注释、语译等方式,原则上只收原文,不作校记和注释,类似古籍的白文本。对于原文中俗体字、异体字、避讳字、古今字予以径改,不作校注,旨在使读者在研习之中渐得旨趣,体悟真谛。

2. 导读要览,入门捷径 为了便于读者学习和理解,每本书前撰写了导读,介绍作者生平、成书背景、学术特点,重点介绍该书的主要内容、学习方法和临证思维方法,以及对临床的指导意义,对书的内容提要钩玄,方便读者抓住重点,提升学习和临证效果。

3. 名家整理,打造精品 《丛书》整理者如余瀛鳌、钱超尘、郑金生、田代华、郭君双、苏礼等大部分专家都参加了我社 20 世纪 80 年代中医古籍整理工作，他们拥有珍贵而翔实的版本资料，具备较高的中医古籍文献整理水平与丰富的临床经验，是我国现当代中医古籍文献整理的杰出代表，加之《丛书》在读者心目中的品牌形象和认可度，相信《重刊》一定能够历久弥新，长盛不衰，为新时代我国中医药事业的传承创新发展做出更大的贡献。

主要分类和具体书目如下：

 经典著作

《黄帝内经素问》　　　　《金匮要略》

《灵枢经》　　　　　　　《温病条辨》

《伤寒论》　　　　　　　《温热经纬》

 诊断类著作

《脉经》　　　　　　　　《濒湖脉学》

《诊家枢要》

 通用著作

《中藏经》　　　　　　　《三因极一病证方论》

《伤寒总病论》　　　　　《素问病机气宜保命集》

《素问玄机原病式》　　　《内外伤辨惑论》

《儒门事亲》　　　　　《石室秘录》

《脾胃论》　　　　　　《医学源流论》

《兰室秘藏》　　　　　《血证论》

《格致余论》　　　　　《名医类案》

《丹溪心法》　　　　　《兰台轨范》

《景岳全书》　　　　　《杂病源流犀烛》

《医贯》　　　　　　　《古今医案按》

《理虚元鉴》　　　　　《笔花医镜》

《明医杂著》　　　　　《类证治裁》

《万病回春》　　　　　《医林改错》

《慎柔五书》　　　　　《医学衷中参西录》

《内经知要》　　　　　《丁甘仁医案》

《医宗金鉴》

④ 各科著作

(1) 内科

《金匮钩玄》　　　　　　　《张氏医通》

《秘传证治要诀及类方》　　《张聿青医案》

《医宗必读》　　　　　　　《临证指南医案》

《医学心悟》　　　　　　　《症因脉治》

《证治汇补》　　　　　　　《医学入门》

《医门法律》　　　　　　　《先醒斋医学广笔记》

《温疫论》 《串雅内外编》

《温热论》 《医醇賸义》

《湿热论》 《时病论》

(2)外科

《外科精义》 《外科证治全生集》

《外科发挥》 《疡科心得集》

《外科正宗》

(3)妇科

《经效产宝》 《傅青主女科》

《女科辑要》 《竹林寺女科秘传》

《妇人大全良方》 《济阴纲目》

《女科经纶》

(4)儿科

《小儿药证直诀》 《幼科发挥》

《活幼心书》 《幼幼集成》

(5)眼科

《秘传眼科龙木论》 《眼科金镜》

《审视瑶函》 《目经大成》

《银海精微》

(6)耳鼻喉科

《重楼玉钥》 《喉科秘诀》

《口齿类要》

(7)针灸科

《针灸甲乙经》　　　　　《针灸大成》

《针灸资生经》　　　　　《针灸聚英》

《针经摘英集》

(8)骨伤科

《永类钤方》　　　　　　《世医得效方》

《仙授理伤续断秘方》　　《伤科汇纂》

《正体类要》　　　　　　《厘正按摩要术》

⑤　养生类著作

《寿亲养老新书》　　　　《老老恒言》

《遵生八笺》

⑥　方药类著作

《太平惠民和剂局方》　　《得配本草》

《医方考》　　　　　　　《成方切用》

《本草原始》　　　　　　《时方妙用》

《医方集解》　　　　　　《验方新编》

《本草备要》

人民卫生出版社

2023 年 2 月

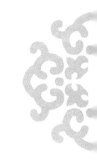

序 一

党的二十大报告提出,把马克思主义与中华优秀传统文化相结合。中医药学是中国古代科学的瑰宝,也是打开中华文明宝库的钥匙。当前,中医药发展迎来了天时、地利、人和的大好时机。特别是近十年来,党中央、国务院密集出台了一系列方针政策,大力推动中医药传承创新发展,其重视程度之高、涉及领域之广、支持力度之大,都是前所未有的。"识势者智,驭势者赢",中医药人要乘势而为,紧紧把握住历史的机遇,承担起时代的责任,增强文化自信,勇攀医学高峰,推动中医药传承创新发展。而其中人才培养是当务之急,不可等闲视之。

作为中医药人才成长的必要路径,中医经典著作的重要性毋庸置疑。历代名医先贤,无不熟谙经典,并通过临床实践续先贤之学,创立弘扬新说;发皇古义,融会新知,提高临床诊治水平,推动中医药学术学科进步,造福于黎庶。孙思邈指出:"凡欲为大医,必须谙《素问》《甲乙》《黄帝针经》……"李东垣发《黄帝内经》胃气学说之端绪,提出"内伤脾胃,百病由生"的观点,一部《脾胃论》成为内外伤病证辨证之圭臬。经典者,路志正国医大师认为:原为"举一纲而万目张,解一卷而众篇明"之作,经典之所以奉为经典,一是经过长时间的临床实践检验,具有明确的临床指导作用和理论价值;二是后代医家在学术流变中,不断诠释、完善并丰富了其内涵与外延,使其与时俱进,丰富和发展了理论。

如何研习经典,南宋大儒朱熹有经验可以借鉴:为学之道,莫先于穷理;穷理之要,必在于读书;读书之法,莫贵于循序而致精;而致精之本,则又在于居敬而持志。读朱子治学之典,他的《观书有感》诗歌可为证:"半亩方塘一鉴开,天光云影共徘徊。问渠那得清如许? 为有源头活水来。"可诠释读书三态:一是研读经典关键是要穷究其理,理在书中,文字易懂但究理需结合临床实践去理解、去觉悟;更要在实践中去应用,逐步达到融汇贯通,圆机活法,亦源头活水之谓也。二是研读经典当持之以恒,循序渐进,读到豁然以明的时候,才能体会到脑洞明澄,如清澈见底的一塘活水,辨病识证,仿佛天光云影,尽映眼前的境界。三是研读经典者还需有扶疾治病、济世救人之大医精诚的精神;更重要的是,读经典还需怀着敬畏之心去研读赏析,信之用之日久方可发扬之;有糟粕可弃用,但须慎之。

在这次新型冠状病毒感染疫情的防治中,疫病相关的中医经典发挥了重要作用,2020年疫情初期我们通过流调和分析,明确了新型冠状病毒感染是以湿毒内蕴为核心病机、兼夹发病为临床特点的认识,有力指导了对疫情的防治。中医药早期介入,全程参与,有效控制转重率,对重症患者采取中西医结合救治,降低了病死率,提高了治愈率。所筛选出的"三药三方"也是出自古代经典。在中医药整建制接管的江夏方舱医院中,更是交出了564名患者零转重、零复阳,医护零感染的出色答卷。中西医结合、中西药并用成为中国抗疫方案的亮点,是中医药守正创新的一次生动实践,也为世界抗疫贡献了东方智慧,受到世界卫生组织(WHO)专家组的高度评价。

经典中蕴藏着丰富的原创思路,给人以启迪。青蒿素的发明即是深入研习古典医籍受到启迪并取得成果的例证。进入新时代,国家药品监督管理部门所制定的按古代经典名方目录管理的中药复方制剂,基于人用经验的中药复方制剂新药研发等相关政策和指导原则,也助推许多中医药科研人员开始从古典医籍中寻找灵感与思路,研发新方新药。不仅如此,还有学者从古籍中梳理中医流派的传承与教育脉络,以传统的人才培养方法与模式为现代中医药教育提供新的借鉴……可见中医药古籍中的内容对当代中医药科研、临床与教育均具有指导作用，应该受到重视与研习。

我们欣慰地看到，人民卫生出版社在 20 世纪 50 年代便开始了中医古籍整理出版工作，先后经过了影印、白文版、古籍校点等阶段，经过近 70 年的积淀，为中医药教材、专著建设做了大量基础性工作；并通过古籍整理，培养了一大批中医古籍整理名家和专业人才，形成了"品牌权威、名家云集""版本精良、校勘精准""读者认可、历久弥新"等鲜明特点，赢得了广大读者和行业内人士的普遍认可和高度评价。2005 年，为落实国家中医药管理局设立的培育名医的研修项目，精选了 105 种中医经典古籍分为三批刊行，出版以来，重印近千万册，广受读者欢迎和喜爱。"读经典、做临床、育悟性、成明医"在中医药行业内蔚然成风，可以说这套丛书为中医临床人才培养发挥了重要作用。此次人民卫生出版社在《中医临床必读丛书》的基础上进行重刊，是践行中共中央办公厅、国务院办公厅《关于推进新时代古籍工作的意见》和全国中医药人才工作会议精神，以实际行动加强中医古籍出版工作，注重古籍资源转化利用，促进中医药传承创新发展的重要举措。

经典之书，常读常新，以文载道，以文化人。中医经典与中华文化血脉相通，是中医的根基和灵魂。"欲穷千里目，更上一层楼"，经典就是学术进步的阶梯。希望广大中医药工作者乃至青年学生，都要增强文化自觉和文化自信，传承经典，用好经典，发扬经典。

有感于斯，是为序。

中国工程院院士　国医大师

天津中医药大学　名誉校长　张伯礼

中国中医科学院　名誉院长

2023 年 3 月于天津静海团泊湖畔

序　二

中医药典籍浩如烟海,自先秦两汉以来的四大经典《黄帝内经》《难经》《神农本草经》《伤寒杂病论》,到隋唐时期的著名医著《诸病源候论》《备急千金要方》,宋代的《经史证类备急本草》《圣济总录》,金元时期四大医家刘完素、张从正、李东垣和朱丹溪的著作《素问玄机原病式》《儒门事亲》《脾胃论》《丹溪心法》等,到明清之际的《本草纲目》《医门法律》等,中医古籍是我国中医药知识赖以保存、记录、交流和传播的根基和载体,是中华民族认识疾病、诊疗疾病的经验总结,是中医药宝库的精华。

中华人民共和国成立以来,在中医药、中西医结合临床和理论研究中所取得的成果,与中医古籍研究有着密不可分的关系。例如中西医结合治疗急腹症,是从《金匮要略》大黄牡丹汤治疗肠痈等文献中得到启示;小夹板固定治疗骨折的思路,也是根据《仙授理伤续断秘方》等医籍治疗骨折强调动静结合的论述所取得的;活血化瘀方药治疗冠心病、脑血管意外和闭塞性脉管炎等疾病的疗效,是借鉴《医林改错》

等古代有关文献而加以提高的；尤其是举世瞩目的抗疟新药青蒿素，是基于《肘后备急方》治疟单方研制而成的。

党的二十大报告提出，深入实施科教兴国战略、人才强国战略。人才是全面建设社会主义现代化国家的重要支撑。培养人才，教育要先行，具体到中医药人才的培养方面，在院校教育和师承教育取得成就的基础上，我还提出了书院教育的模式，得到了国家中医药管理局和各界学者的高度认可。王琦书院拥有115位两院院士、国医大师的强大师资阵容，学员有岐黄学者、全国名中医和来自海外的中医药优秀人才代表。希望能够在中医药人才培养模式和路径方面进行探索、创新。

那么，对于个人来讲，我们怎样才能利用好这些古籍，来提升自己的临床水平？我以为应始于约，近于博，博而通，归于约。中医古籍博大精深，绝非只学个别经典即能窥其门径，须长期钻研体悟和实践，精于勤思明辨、临床辨证，善于总结经验教训，才能求得食而化，博而通，通则返约，始能提高疗效。今由人民卫生出版社对《中医临床必读丛书》（105种）进行重刊，我认为是件非常有意义的事，《重刊》校勘严谨，每本书都配有导读要览，同时均为名家整理，堪称精品,是在继承的基础上进行的创新,这无疑对提高临床疗效、推动中医药事业的继承与发展具有积极的促进作用,因此,我们也会将《重刊》列为书院教学尤其是临床型专家成长的必读书目。

韶光易逝,岁月如流,但是中医人探索求知的欲望是亘古不变的。我相信,《重刊》必将对新时代中医药人才培养和中医学术发展起到很好的推动作用。为此欣慰之至,乐为之序。

中国工程院院士　国医大师　王琦

2023 年 3 月于北京

原　序

　　中医药学是具有中国特色的生命科学，是科学与人文融合得比较好的学科，在人才培养方面，只要遵循中医药学自身发展的规律，把中医理论知识的深厚积淀与临床经验的活用有机地结合起来，就能培养出优秀的中医临床人才。

　　百余年西学东渐，再加上当今市场经济价值取向的影响，使得一些中医师诊治疾病常以西药打头阵，中药作陪衬，不论病情是否需要，一概是中药加西药。更有甚者不切脉、不辨证，凡遇炎症均以解毒消炎处理，如此失去了中医理论对诊疗实践的指导，则不可能培养出合格的中医临床人才。对此，中医学界许多有识之士颇感忧虑而痛心疾首。中医中药人才的培养，从国家社会的需求出发，应该在多种模式、多个层面展开。当务之急是创造良好的育人环境。要倡导求真求异、学术民主的学风。国家中医药管理局设立了培育名医的研修项目，第一是参师襄诊，拜名师并制订好读书计划，因人因材施教，务求实效。论其共性，则需重视"悟性"的提高，医理与易理相通，重视易经相关理论的学习；还有文献学、逻辑学、生命科学原理与生物信息学等知识的学习运用。"悟性"主要体现在联系临床，提高思辨能力，破解疑难病例，获取疗效。再者是熟读一本临证案头书，研修项目精选的书目可以任选，作为读经典医籍研修晋级保底的基本功。第二是诊疗环境，我建议城市与乡村、医院与诊所、病房与门诊可以兼顾，总以多临证、多研讨为主。若参师三五位以上，年诊千例以上，必有上乘学问。第三是求真务实，"读经典做临床"关键在"做"字上苦下功夫，敢于置疑而后验证、诠释，进而创新，诠证创新自然寓于继承之中。

中医治学当溯本求源，古为今用，继承是基础，创新是归宿，认真继承中医经典理论与临床诊疗经验，做到中医不能丢，进而才是中医现代化的实施。厚积薄发、厚今薄古为治学常理。所谓勤求古训、融会新知，即是运用科学的临床思维方法，将理论与实践紧密联系，以显著的疗效，诠释、求证前贤的理论，于继承之中求创新发展，从理论层面阐发古人前贤之未备，以推进中医学科的进步。

综观古往今来贤哲名医，均是熟谙经典、勤于临证、发皇古义、创立新说者。通常所言的"学术思想"应是高层次的成就，是锲而不舍长期坚持"读经典做临床"，并且，在取得若干鲜活的诊疗经验基础上，应是学术闪光点凝聚提炼出的精华。笔者以弘扬中医学学科的学术思想为己任，绝不敢言自己有什么学术思想，因为学术思想一定要具备创新思维与创新成果，当然是在以继承为基础上的创新；学术思想必有理论内涵指导临床实践，能提高防治水平；再者，学术思想不应是一病一证一法一方的诊治经验与心得体会。如金元大家刘完素著有《素问病机气宜保命集》，自述"法之与术，悉出《内经》之玄机"，于刻苦钻研运气学说之后，倡"六气皆从火化"，阐发火热症证脉治，创立脏腑六气病机、玄府气液理论。其学术思想至今仍能指导温热、瘟疫的防治。严重急性呼吸综合征（SARS）流行时，运用玄府气液理论分析证候病机，确立治则治法，遣药组方获取疗效，应对突发公共卫生事件，造福群众。毋庸置疑，刘完素是"读经典做临床"的楷模，而学习历史，凡成中医大家名师者基本如此，即使当今名医具有卓越学术思想者，亦无例外。因为经典医籍所提供的科学原理至今仍是维护健康、防治疾病的准则，至今仍葆其青春，因此"读经典做临床"具有重要的现实意义。

值得指出，培养临床中坚骨干人才，造就学科领军人物是当务之急。在需要强化"读经典做临床"的同时，以唯物主义史观学习易理易道易图，与文、史、哲、逻辑学交叉渗透融合，提高"悟性"，指导诊疗工作。面对新世纪，东学西渐是另一股潮流，国外学者研究老聃、孔丘、朱熹、沈括之学，以应对技术高速发展与理论相对滞后的矛盾日趋突出的现状。譬如老聃是中国宇宙论的开拓者，惠施则注重宇宙中一般事物的观察。他解释宇宙为总包一切之"大一"与极微无内之"小一"构成，大而无外小而无内，大一寓有小一，小一中又涵有大一，两者相兼容而为用。如此见解不仅对中医学术研究具有指导作用，对宏观生物学与分子生物学的连接，纳入到系统复杂科学的领域至关重要。近日有学者撰文讨论自我感受的主观症状对医学的贡献和医师参照的意义；有学者从分子水平寻求直接调节整体功能的物质，而突破靶细胞的发病机制；有医生运用助阳化气、通利小便的方药同时改善胃肠症状，治疗幽门螺杆菌引起的胃炎；还有医生使用中成药治疗老年良性前列腺增生，运用非线性方法，优化观察指标，不把增生前列腺的直径作为唯一的"金"指标，用综合量表评价疗效而获得认许，这就是中医的思维，要坚定地走中国人自己的路。

　　人民卫生出版社为了落实国家中医药管理局设立的培育名医的研修项目，先从研修项目中精选20

种古典医籍予以出版,余下 50 余种陆续刊行,为我们学习提供了便利条件,只要我们"博学之,审问之,慎思之、明辨之、笃行之",就会学有所得、学有所长、学有所进、学有所成。治经典之学要落脚临床,实实在在去"做",切忌坐而论道,应端正学风,尊重参师,教学相长,使自己成为中医界骨干人才。名医不是自封的,需要同行认可,而社会认可更为重要。让我们互相勉励,为中国中医名医战略实施取得实效多做有益的工作。

王永炎

2005 年 7 月 5 日

总 目 录

仙授理伤续断秘方 ···1

正体类要 ···47

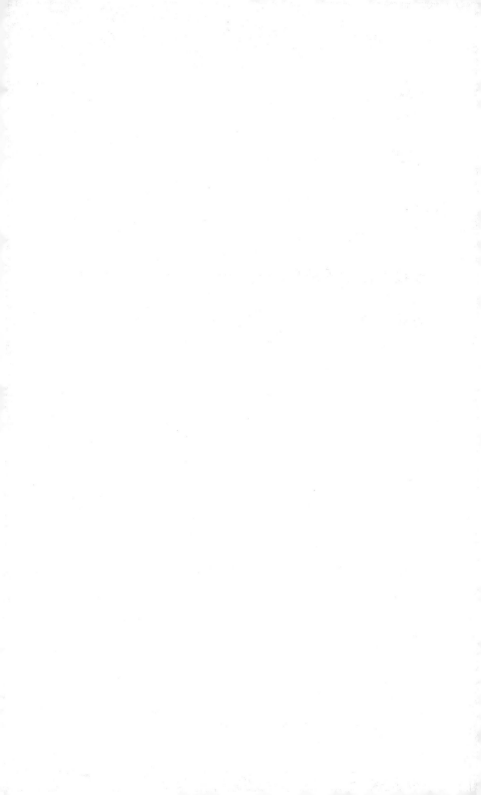

中医临床必读丛书 重刊

仙授理伤续断秘方

唐·蔺道人 著

胡晓峰 整理

人民卫生出版社
·北京·

导　读

　　唐代蔺道人所著《仙授理伤续断秘方》是我国现存最早的骨伤科专著。书中汇集唐以前骨伤科疾病诊治经验及成就，总结了理伤正骨的基本原则与手法，记载有洗、贴、掺、揩以及内服诸方药，奠定了骨伤科辨证、立法、处方和用药的基础，被后世业骨伤科者奉为圭臬。其宝贵经验至今仍在临床广泛应用，是中医骨伤科工作者必读之书。

一、《仙授理伤续断秘方》与作者

　　蔺道人，长安(今陕西西安)人，姓蔺，名无从考证，因出家为僧，故称道人。公元 9 世纪中期，唐朝统治者推行废止寺院以促进僧侣还俗从事耕织的政策，收回寺院数千万顷田地，还田于民，寺庙道观 4 600 余所，另作他用。受废僧还俗政策的影响，蔺道人怀着悲观厌世的心情，由长安流落到江西宜春县钟村，隐名埋术，过着半自耕的生活。唐会昌年间(841—846)，经常帮助蔺道人耕种田地的彭姓老人之子，因上山砍柴从树上跌落,身体多处骨折筋断,求医不得,蔺氏用埋没多年的正骨医术为病人治愈了折伤,服药后疼痛立止,几天后恢复如正常人,于是医名大振。邻里由此知道蔺道人是身怀医疗绝技的高人,每日上门求医者众多。蔺氏不愿意被人打扰,将自己的医术传授给彭姓老人,并以《理伤续断方》一卷相赠,不辞而别。彭姓老人称蔺道人为仙人,所以将书名称之为《仙授理伤续断秘方》。

书中内容简明实用,总结了理伤正骨的基本原则与手法,记载有洗、贴、掺、揩以及内服诸方药,奠定了骨伤科辨证、立法、处方和用药的基础,具有很高的临床应用价值。刊刻流传后,成为我国现存最早的骨伤科专著。蔺道人的学术思想和医疗技术成就对后世骨科发展影响深远,因此被尊为我国骨伤科学早期奠基人。

现存主要版本有:明洪武间刻本,明抄本(残卷),明弘治崇得堂刻本,明刊《道藏》本等。本次出版选用明洪武间刻本为底本,个别文字依明弘治崇得堂刻本或明刊《道藏》本校改,不出注。

书为一卷。首论治伤十四个步骤,各种整骨手法,调理宜忌,方药应用;次论打扑伤损服药次序及方药。书中对骨伤科常见的跌打损伤、关节脱臼、手法复位、手术缝合、牵引、固定、扩创、填塞等具体治疗方法均有叙述；方药方面既有内服又有外洗外敷，以活血化瘀为治疗原则，方如大活血丹、大红丸、小红丸等，常用整骨药有草乌、乳香、没药、血竭、自然铜、无名异、地龙等，至今仍为临床常用药。杉木皮夹缚固定骨折部位、固定时不夹缚关节以便活动、椅背复位法治疗肩关节脱臼等，均有其科学原理，对治疗骨关节损伤尤有重要意义。

二、主要学术特点及对临床的指导意义

1. 主要学术特点

理论价值：系统总结骨伤科基本理论。首次归纳骨伤科疾病治疗的十四个步骤：①煎水洗；②相度损处；③拔伸；④或用力收入骨；⑤捺正；⑥用黑龙散通；⑦用风流散填疮；⑧夹缚；⑨服药；⑩再洗；⑪再用黑龙散；⑫或再用风流散填疮口；⑬再夹缚；⑭仍用前服药治之。这些治疗步骤是从大量临床经验中归纳整理而成，对临床医生有重要指导作用，除所用药物不同外，其主要步骤至今仍在临床实践中遵循使用。其中，煎水洗，即是用煮沸的开水冲洗污染的伤口；拔伸、用力收入骨、捺正，三个步骤完成手法复位；

夹缚，指小夹板固定法。书中骨折治疗方法可以归纳为正确复位、夹板固定、功能锻炼、药物治疗四大原则，成为中医骨伤科治疗骨折的基本观点。

实用价值：详细叙述骨伤科常见疾病的诊断与治疗方法。例如描述颅骨、胸肋骨、胫骨、胫腓骨、前臂骨，以及肘、手指、足趾等部位的骨折，论述跌打损伤、关节脱臼、手法复位、手术缝合、牵引、固定、扩创、填塞等具体治疗方法。其中杉木皮夹缚固定骨折部位，是现今中西医结合小夹板固定治疗骨折的雏形。夹板固定治疗骨折是中西医结合骨伤科的一项重大成果，具有操作简便、骨折愈合快、治疗时间短、功能恢复好、医疗费用低、病人痛苦少、无骨折并发症等诸多优点，被称之为中国的接骨法。固定时不夹缚关节以便活动，有利于骨关节损伤患者愈后关节功能的恢复，其科学原理已经被现代医学证实。椅背复位法治疗肩关节脱位、手牵足蹬法整复髋关节脱位等复位方法，至今仍在临床实践中广泛应用。当今中西医结合骨伤科学提倡的治疗骨折十六字原则——"动静结合，筋骨并重，内外兼治，医患合作"，就是在吸收本书学术思想基础上形成的。

方药价值：既有内服又有外洗外敷，以活血化瘀为治疗原则。方如大活血丹、活血丹、大红丸、小红丸、七宝散、接骨散、四物汤等方剂,在后世临床实践中经常使用。常用整骨药有草乌、乳香、没药、血竭、自然铜、无名异、地龙等,与本草文献药物功效记载相一致,至今仍为骨伤科常用药。这些常用方剂和药物都是通过大量临床实践验证总结出来的,具有很高的实用价值。

从方剂名称来看,书中记有除痕方,说明当时骨伤科已经注重伤愈后不留瘢痕技术,对伤科疾病的愈后提出了更高的要求。"除痕方。欲伤后疮愈无痕,用此。蔓菁子,随风子,俗随子,黄荆子,上件,各等分为细末,饭上蒸九遍,用童便浸一宿后,炒干为度,以花叶纸包在绢巾内揩之,可以除痕"。

文献价值:我国现存最早的骨伤科专著。既有理论总结,又有临床实践经验及方药记载,理论联系实际,内容较为丰富。具有较高的学术价值和文献价值,反映出我国在9世纪前骨伤科理论和技术已达到很高的水平,是唐以前骨伤科技术发展水平的真实记录。

2. 临床指导意义

本书对临床工作者的指导意义有五:一是了解骨伤科学发展历史,温故知新,为医疗、教学、科研工作提供重要参考资料。二是启发思路,可以看到前人如何总结临床经验,上升到理论高度加以论述,并且对后世产生重要影响,有些骨伤科治疗理论及原则至今仍要遵循。三是了解骨伤科常见疾病的具体治疗方法,许多方法符合科学原理,有些沿用至今,有些与现代科技相结合,成为中西医结合的代表作,例如小夹板固定骨折的方法。四是结合现代医学技术及临床经验,对古代医疗技术改进提高,结合创新,应用于临床,解决临床需求,更好地为骨伤病患者服务。五是掌握古代骨伤科疾病常用方剂和药物,推陈出新,加减变化,便于临床灵活运用。

三、如何学习应用《仙授理伤续断秘方》

1.学习方法

首先要具备古文知识,疑难字词要查阅字典,了解字义,准确理解原书表达的信息,对于《仙授理伤续断秘方》这样成书较早的中医古籍,更需要较好的医古文基础。其次通过目录了解原书全貌,知道书中主要内容。然后再认真阅读全书,重要内容反复阅读,必要时可以笔记摘录。有些内容不能忽视,例如序文,虽然不属于正文,但是仔细阅读可以了解到原书作者姓名、写作动机、成书背景、成书时间、书名来历等内容,这些都是正文中不能回答的问题。

2. 学习重点

序文,通过序文可以了解到本书作者为蔺道人,成书时间约在唐代会昌年间(841—846),书名《仙授理伤续断秘方》的来历,以及书中记载方药的神奇疗效等。本书成书时间较早,是我国现存最早的骨伤科专著。后世骨伤著作中相关骨伤疾病诊断治疗等内容,可以到此查找源头,确定其是否为创新内容。

医治整理补接次第口诀,熟读治伤十四个步骤,最好能够在理解基础上背诵,也可以结合现今临床实际操作要求,重新归纳总结。

对各种整骨手法,调理宜忌,方药应用等内容一般性了解。重点阅读杉木皮夹缚固定骨折部位(凡夹缚,用杉木皮数片,周回紧夹缚,留开皆一缝,夹缚必三度,缚必要紧)、固定时不夹缚关节以便活动(凡曲转,如手腕、脚凹、手指之类,要转动,用药贴,将绢片包之后时时运动。盖曲则得伸,得伸则不得屈;或屈或伸,时时为之方可)、椅背复位法治疗肩关节脱臼(凡肩甲骨出,相度如何整,用椅当圈住胁,仍以软衣被盛簟,使一人捉定,两人拔伸。却坠下手腕,又着曲着手腕,绢片缚之)等内容。加深理解,与临床实际应用的手法相对照,这些治疗方法现今仍对临床实践有重要指导意义。

方药方面重点掌握大活血丹、活血丹、大红丸、小红丸、七宝散、接骨散、四物汤等方剂的药物组成,主治功效,用量服法等。熟记本书常用整骨药有草乌、乳香、没药、血竭、自然铜、无名异、地龙等7味,可以查阅中药著作中有关这些药物的性味归经、主治功效、使用宜忌。这些都是后世临床实践中经常使用的方剂与药物。

3. 注意事项

由于时代久远,书中有关正骨手法与现今临床实际操作有一定差距,运用时应多体会书中本意,结合临床经验加以总结提高。

整理说明

唐代蔺道人所著《仙授理伤续断秘方》是我国现存最早的骨伤科专著。现存主要版本有：明洪武间刻本，明抄本（残卷），明弘治崇得堂刻本，明刊《道藏》本等。

本次出版选用国家图书馆所藏明洪武间刻本为底本，个别文字根据文义依明弘治崇得堂刻本或明刊《道藏》本校改，不出注。

原书竖排改为横排，繁体字、异体字均改为通行简化字，不出注。

原书表示上下之意的"右"字，直接改为"上"字，不出注。

书中一些通假字、古今字，如"仔"作"子"、"板"作"版"、"肢"作"支"、"硼"作"朋"等，直接改为通行规范字，不出注。

目录依底本，个别条目据正文改动，以求一致，不另加说明。

仙授理伤续断秘方序

此方乃唐·会昌间,有一头陀,结草庵于宜春之钟村,貌甚古,年百四五十岁,买数亩垦畲种粟以自给。村氓有彭叟者,常常往来其庐,颜情甚稔,或助之耕。一日,彭之子升木伐条,误坠于地,折颈挫肱,呻吟不绝。彭诉于道人。道人请视之,命买数品药,亲制以饵。俄而痛定,数日已如平时。始知道人能医,求者益众。道人亦厌之,乃取方授彭,使自制以应求者,且誓之以无苟取,毋轻售,毋传非人。由是言治损者宗彭氏。彭叟之初识道人三十许,今老矣,然风采无异前时。问其姓名,曰:蔺道者。问其氏,曰:长安人也。始道人闭门不通人事,人亦少至,惟一郑先生,每春晴秋爽,携稚过之,必载酒肴从焉。道人悬一椰瓢壁间,郑至则取瓢更酌,彭或遇人亦酌,二人皆谈笑竟暑,醉则高歌。其词曰:经世学,经世学成无用着;山中乐,山中乐土堪耕凿。瘿瓢有酒同君酌,醉卧草庐谁唤觉;松阴忽听双鸣鹤,起来日出穿林薄。彭踦朴不知所言为何,惟熟听其歌,亦得其腔,每归对人歌之,人亦不省。居久,郑先生不至,彭问道人,道人云:

已仙去。彭卒不悟。后江西观察使行部至袁州，闻彭所歌，异之，诘其词，得道人姓氏，遂遣人同彭叟至其庐邀之，至则行矣，惟瓢存焉。廉大以为恨，谓彭传其治损诸方，因易其村曰巩。道人有书数篇，所授者特其最后一卷云。

目录

医治整理补接次第口诀 ································· 19

    洗药 ·· 23

    黑龙散贴用 ·· 23

    大活血丹 ·· 24

    小红丸 ··· 25

    大红丸 ··· 26

    黑丸子 ··· 26

    当归散 ··· 27

    乳香散 ··· 27

    鳖甲散 ··· 28

    小红丸 ··· 29

    小黑丸 ··· 29

    搜风丸 ··· 29

    驱风丸 ··· 29

    黑虎丹 ··· 30

    首乌丸 ··· 30

    匀气散 ··· 30

    四物汤 ··· 30

    七气汤 ··· 31

五积散 ···································· 31

大成汤 ···································· 31

小承气汤 ·································· 32

排风汤 ···································· 32

接骨药 ···································· 32

常用整骨药 ································ 32

又方 ······································ 32

至真散 ···································· 33

又治伤损方论 ····························· 34

黄药末 ···································· 34

白药末 ···································· 35

乌丸子 ···································· 35

红丸子 ···································· 36

麻丸子 ···································· 36

活血丹 ···································· 37

洗药 ······································ 38

乌龙角贴药 ································ 38

桃红散 ···································· 39

紫金散 ···································· 39

七宝散 ···································· 40

定痛丸 ···································· 40

七气汤 ···································· 40

仙正散洗药 ································ 41

掺疮口方 ·································· 41

接骨散 ···································· 42

除痕方 ································· 42

阴红汤 ································· 42

胶艾汤 ································· 42

洗药 ································· 42

方剂索引

方剂索引 ································· 45

医治整理补接
次第口诀

一、煎水洗；二、相度损处；三、拔伸；四、或用力收入骨；五、捺正；六、用黑龙散通；七、用风流散填疮；八、夹缚；九、服药；十、再洗；十一、再用黑龙散通；十二、或再用风流散填疮口；十三、再夹缚；十四、仍用前服药治之。

凡脑骨伤碎，轻轻用手搏令平正。若皮不破，用黑龙散敷贴；若破，用风流散填疮口，绢片包之，不可见风着水，恐成破伤风。若水与风入脑，成破伤风，则必发头疼，不复可治。在发内者，须剪去发傅之。

凡脑骨伤碎，在头骨上，则可治；在太阳穴，乃是命处，断然不可治矣。

凡肩甲骨出，相度如何整，用椅当圈住胁，仍以软衣被盛箪，使一人捉定，两人拔伸，却坠下手腕，又着曲着手腕，绢片缚之。

凡金井骨，在胁之下，有损不可夹缚，只是捺平，令安贴平正，用黑龙散贴，绢片缚。两胁骨亦如此。

凡跨骨,从臀上出者,可用三两人,挺定腿拔伸,乃用脚捺入。如跨骨从裆内出,不可整矣。

凡手骨出者,看如何出。若骨出向左,则向右边拔入;骨向右出,则向左拔入。

凡手脚骨,皆有两胫。若一胫断,则可治;两胫俱断,决不可治矣。凡手脚骨伤甚者,不可治。

凡伤损重者,大概要拔伸捺正,或取开捺正,然后傅贴、填涂、夹缚。拔伸当相近本骨损处,不可别去一节骨上。

凡拔伸,且要相度左右骨如何出,有正拔伸者,有斜拔伸者。

凡认损处,只须揣摸骨头平正、不平正,便可见。

凡左右损处,只相度骨缝,仔细捻捺、忖度,便见大概。要骨头归旧,要搏捺皮相就入骨。

凡拔伸,或用一人,或用二人、三人,看难易如何。

凡皮破骨出差爻,拔伸不入,搏捺相近,争一二分,用快刀割些捺入骨,不须割肉,肉自烂碎了,可以入骨。骨入之后,用黑龙散贴疮之四围肿处,留疮口,别用风流散填。所用刀最要快,剜刀、雕刀皆可。

凡捺正,要时时转动使活。

凡骨碎断,须要本处平正如何。大抵骨低是骨不曾损,左右看骨方是。损处要拔伸捺正,用药贴,夹缚要平正方是。

凡肿是血作,用热药水泡洗,却用黑龙散敷贴。

凡伤重,必用药水泡洗,然后涂药。如伤轻,不必洗,便涂药。

凡夹缚,夏三两日,冬五三日解开,夹缚处用热药水泡,洗去旧药,洗时切不可惊动损处。了仍用黑龙散傅,夹缚。盖伤重者方如此。

凡皮破,用风流散填,更涂;未破,用黑龙散贴,须用杉木皮夹缚之。

凡拔伸捺正,要软物如绢片之类奠之。

凡皮里有碎骨,只用黑龙散傅贴,后来皮肉自烂,其碎骨必然自出来,然后方愈。

凡骨破打断,或筋断有破处,用风流散填涂,却用针线缝合其皮,又四围用黑龙散傅贴。

凡夹缚,用杉木皮数片,周回紧夹缚,留开皆一缝,夹缚必三度,缚必要紧。

凡平处,骨碎皮不破,用药贴,用密夹缚。大概看曲转处、脚凹之类不可夹缚,恐后伸不得,止用黑龙散贴,帛片包缚,庶可曲转屈伸。有数处如指骨断,止用苎麻夹缚;腿上用苎麻绳夹缚,绳如钱绳许大。

凡贴药，用板子一片，将皮纸或油纸，以水调黑龙散，摊匀在上，然后卷之，贴损处。

凡用杉皮，浸约如指大片，疏排令周匝，用小绳三度紧缚。三日一次，如前淋洗，换涂贴药。

凡曲转，如手腕、脚凹、手指之类，要转动，用药贴，将绢片包之后时时运动。盖曲则得伸，得伸则不得屈；或屈或伸，时时为之方可。

凡伤损，其初痹而不痛，应拔伸捺正，复用刀取开皮，皆不痛，三二日后方痛。

凡损，一月尚可整理，久则不可。

凡损，不可吃草药，吃则所出骨不能如臼。

凡跌损，肠肚中污血，且服散血药，如四物汤之类。

凡损，大小便不通，未可便服损药。盖损药用酒必热，且服四物汤，更看如何，又服大成汤加木通。如大小便尚未通，又加朴硝。待大小便通后，却服损药。

凡伤重者，未服损药，先服气药，如匀气散之类。

凡浑身无故损痛，是风损，当服风损药，如排风汤之类。

凡服损药，不可吃冷物。鱼、牛肉极冷，尤不可吃。若吃牛肉，痛不可治。

凡损药必热，便生血气，以接骨耳。

凡服药，不拘在红酒，无灰酒、生酒皆可。

凡药，三四月炼，不可多合，五月尤甚，存散药随时旋丸。

凡收药丸子、末子，并用罐子收入厨子内，以火焙之。

凡损，用火灸，则医不得，服药不效矣。

诸药，惟小红丸、大活血丹最贵。盖其间用乳香、没药。枫香可代乳香三之一。血竭难得，合大活血丹欠此亦可，若有更佳。

合药断不可无乳香、没药。若无没药，以番降真代；血竭无，亦用此代。

凡所用药材，有外道者，有当土者。如当归，土与川不同，丸子可用土当归、土药材，末子须用外道者。

洗药　凡伤重者，用此方煎汤洗之，然后傅药。

生葱切断，一本用生姜　荆芥锉　土当归

上三味煎汤，温热淋洗。

黑龙散贴用　治跌扑伤损，筋骨碎断，差爻出臼。先煎葱汤或药汁淋洗，拔伸整擦，令骨相续平正后，却用生姜汁或生地黄汁，和水调稀，却将熟帛或皮纸量损处大小，薄摊于上贴之。次以木皮，约如指大片，疏排令周匝，将小绳三度缚之要紧，三日一次，再如前淋洗、换药、贴裹。不可去夹，须护，毋令摇动，候骨生牢稳方去夹，则复如故。若被刀箭伤、虫兽伤啮成疮穰烂，肌肉不生，跌磕肿痛。并用姜汁和水调贴，有破则留口，以风流散填涂。

穿山甲六两，炒黄或烧存性　丁香皮六两　土当归二两　百草霜散血，入半两　枇杷叶根去毛，入半两。一云山枇杷根

上焙，碾为细末，姜汁水调，或研地黄汁调用。

大活血丹　治扑损伤折，骨碎筋伤，疼痛浮肿，腹有瘀血，灌注四肢，烦满不安，痈疽发背，筋肉坏烂，诸般风疾，左瘫右痪，手足顽麻；妇人血风诸疾，产后败血不行，流入四肢，头面浮肿，血气疼痛，浑身疼痹，经脉湛浊，风痨发动，百节酸疼，并宜服之。每服半丸，用无灰酒磨化，微煎三五沸，温服，不拘时，不限多少。此药将纱葛袋收挂净处，经久不坏，可备急用。孕妇莫服。损在上食后服，在下空心服，伤重不拘。余仿此。

天南星一斤，姜汁浸一宿，焙　芍药一斤，赤白皆可　骨碎补一斤，焙，石上生者佳　黑豆一升，酒煮焙干　大栗间一斤，老者去皮，焙　青桑炭十斤。青桑木，取如臂大者去皮叶，炭火煅，令赤烟起，用酸醋杀为炭　木鳖

半斤,去壳,细切,麸炒,取半斤　自然铜半斤,火煅,醋酸淬存性,取半斤　细辛十两,去苗、叶,取十两　川牛膝一斤,去芦,酒浸,焙,取一斤　川乌一斤,炮　没药四两,别研。如无,降真为末代　乳香半斤,别研。如无,以三倍枫香代之　血竭六两,别研　白芷一斤

上桑、栗、豆、补、星、药六味为末,和余药研为细末,用米醋煮,糯糊拌,入臼捣千杵,方聚众人急下手丸,下手稍缓则拆。阴干半月,然后用火焙,或晒一日。大丸重六文湿,中丸重三文湿,干则以漆抹在手上,取两三丸,挪漆为衣。每服半丸。合此药,勿令四眼见之,更忌鸡犬妇人,见之则折矣。

小红丸　治蹉折伤损,皮破骨出,手足碎断,筋肉坏烂。疼痛,甚至昼夜叫呼,百治不止;手足久损,筋骨差叉,举动不得,损后伤风湿,肢节挛缩,遂成偏废。劳伤筋骨,肩背疼痛,四肢疲乏,动用无力。常服壮筋骨、活经络、生气血。每服三十丸,用生姜煎酒,或盐汤吞下,不拘时候。孕妇莫服。

骨碎补六两,姜制,焙,取六两　土当归六两,焙取　川乌六两,煨　白杨皮六两,焙　肉桂四两,不见火　莪术二两,焙　丁香二两　干姜二两,焙　川芎三两　细辛四两,焙　附子三两半,煨去皮　乳香三钱,别研,不焙　没药三钱,别研　芍药六两,焙

上补、药、归、杨四味,用当土者;余八味研为细末,乳、没别制,和醋糊为丸如绿豆大,信朱为衣。每服三十丸,温酒下。傅用,生姜自然汁煎酒,或盐汤皆可,不拘时候。

大红丸 治扑损伤折,骨碎筋断,疼痛痹冷,内外俱损,瘀血留滞,外肿内痛,肢节痛倦。应诸损痛,不问年深日近,并宜服之。常服补损,坚筋固骨,滋血生力,神验不可具述。每服三十丸,温酒、醋汤任下,不拘时候。孕妇莫服。

赤葹一斤,即何首乌,焙干 川乌一斤七两,火煨坼 天南星一斤,焙 芍药一斤,焙 土当归十两,焙 骨碎补一斤,姜制,焙 牛膝十两,酒浸,焙 细辛八两,去叶,焙 赤小豆二升,焙 自然铜四两,煅存性 青桑炭五斤,煅,醋淬,钦此一味亦可,其上俱要制焙后,方称斤两

上葹、星、芍药、归、补、膝、辛七味,并用当土者,同余药为细末,醋煮面糊为丸如梧桐子大,朱为衣。每服三十丸,温酒下,醋汤亦可。损在上食后服,在下空心服,伤重不拘时服。或与小红丸互用亦可。

黑丸子 治打扑伤损,驴马跌坠,骨断筋碎,百节疼痛,瘀血不散,浮肿结毒;一切风疾,四肢疼痹,筋痿

力乏,浑身倦怠,手足缓弱,行步不前;妇人诸般血风劳损,并宜服之。每服二十丸、三十丸,用煨葱、酒或茶任下。孕妇莫服。

白蔹一斤,焙　白及四两,焙　南星六两,焙　芍药十两,焙　土当归四两,焙　骨碎补八两,焙　川乌三两,焙　牛膝六两,焙　百草霜十两　赤小豆一斤

上除星、芍、归、补、膝、豆用土产者,草霜釜上取,同为末,醋糊为丸如梧子大,每服三二十丸。

当归散　治打扑伤损,皮肉破碎,筋骨寸断,瘀壅滞结,肿不散,或作痈疽,疼痛至甚;因损后中风,手足痿痹,不能举动,筋骨缝纵,挛缩不舒,及劳役所损肩背四肢疼痛,并宜服之。此药大能续筋接骨,克日取效。

泽兰十两　川当归十两　芍药五两　白芷五两　川芎五两　肉桂五两,去粗皮　川续断十两　牛膝十两　川乌三两　川椒三两　桔梗四两　甘草四两　白杨皮不用亦可　细辛五两。已上俱要净称

上为细末,每服二钱,热酒调下,不拘时候。

乳香散　治跌扑伤损,皮肉破绽,筋骨寸断,败血壅滞,结肿烂坏,疼痛至甚;或劳役所损,背肩四肢疼痛;损后中风,手足痿痹,不能举动,筋骨乖纵,挛缩不舒。大能续筋接骨,卓有奇验。常服活血止疼生力。

每服二钱，温汤调下，不拘时候。

肉桂三两　干姜三两　牛膝四两　羌活四两　白芷二两　川芎四两　细辛四两　姜黄四两　骨碎补六两　当归六两　芍药四两　草乌四两　苍术二两　桔梗十两　赤小豆一升　乳香半斤　没药五两　何首乌十四两　木鳖六两，去壳，麸炒。乳、没别研。一方去木鳖，加海桐皮

上焙碾为末，续入乳、没末，和汤使调服如前。

鳖甲散　治五痨七伤，四时伤寒，浑身增寒壮热，骨节烦疼，咳嗽痰涎，酒色伤惫，四肢倦怠；及治山岚瘴疟，一切积气，心腹膨胀，呕吐泄泻，应是风疾，并宜服之。

肉桂四两　川芎四两　白芷四两　秦艽四两　鳖甲四两，醋炙三次，令赤色　紫菀四两，净洗，焙干　麻黄四两，不去节　羌活四两，一云独活　当归四两，去尾　干姜四两　橘皮四两　苍术一斤，焙　天台乌药七两　紫苏四两，不过火　桔梗三斤，半焙　柴胡七两　川乌半只，炮　五味子七两

上焙碾为细末，每服二钱，水一盏、姜三片、乌梅一个，同煎至七分，热服。伤寒加葱白煎，劳损入盐，热酒调下。

小红丸

乌头一个　何首乌　苍术　蛇床子　五灵脂　牛膝　赤小豆　白胶香　当归各一两　乳香二钱

上为末,好酒煮糊为丸如绿豆大。每服三十丸,温酒送下。

小黑丸

白蔹十两　白及十两　南星十两　芍药十两　当归五两　细辛三两　赤小豆一升　百草霜六两

上为末,醋糊为丸如梧子大。每服三十丸,温酒下。

搜风丸　治风损腰痛头疼。治效与黑丸子同。

何首乌　南星　骨碎补　川乌各半斤　土牛膝　芍药各五两,一云二两　细辛三两　当归十两　白鲜皮

上为末,醋糊为丸如梧子大。每服三十丸,温酒、盐汤吞下,不拘时。

驱风丸　治效同黑丸子。

骨碎补五两　川乌一两　川芎一两　草乌二两　川当归二两　牛膝二两　木鳖二两　何首乌四两　乌金四两,即百草霜,一云京墨

上为末,醋糊为丸如梧子大。每服三十丸,空心盐汤下,或荆芥茶汤食后下。

黑虎丹　治男子妇人手足麻痹。

川乌一斤　木鳖一斤　地龙十两　黑豆半升　五灵脂二两　松墨二两,醋炒

上四味为末,五灵脂醋研碎,煮面糊为丸如龙眼大。每服一丸或二丸,细嚼酒下,薄荷茶亦可,不拘时。

首乌丸　治风损宽筋。

何首乌十斤,黑豆半升同蒸熟　牵牛子十两,炒　牛膝二十两　薄荷二十两　川乌二两　青木香五两　皂角二斤。一斤烧存性,一斤蜜炙用

上为末,酒糊为丸如梧桐子大。每服三十丸,葱汤或薄荷汤,不拘时下。

匀气散　凡伤重,先下此药调气,然后服损药。

茴香　青皮　厚朴制　白芷　乌药　杏仁去皮尖,各半两　陈皮　麦柏　前胡　桔梗　苍术　粉草各一两

上为末,每服二钱,水一盏,姜枣同煎至八分,空心服。

四物汤　凡伤重,肠内有瘀血者用此。

白芍药　川当归　熟地黄　川芎

上各等分,每服三钱,水盏半,煎至七分,空心热服。一方只用当归、大黄二味。

七气汤

半夏五两　人参一两　肉桂一两　甘草一两,炙

上每服三钱,水一盏,姜三片,煎至七分,食前热服。

五积散　治五痨七伤。凡被伤头痛,伤风发寒,姜煎二钱,仍入葱白,食后热服。

苍术　桔梗各二十两　枳壳　陈皮各六两　芍药　白芷　川芎　川归　甘草　肉桂　茯苓各三两　半夏三两,汤泡　厚朴　干姜各四两　麻黄六两,去根,节

上除枳壳、桂两件外,余细锉,用慢火炒令色变,摊冷,入枳、桂令匀。每服三钱,水一盏,姜三片,煎至中盏热服。

大成汤　一名大承气汤。应伤损极重,大小便不通者,方服此,可加木通煎。如未通,加朴硝。俟大小便通,方可服损药。损药不可用酒煎,愈不通矣。然亦须量人肥弱用,如孕妇、小儿莫服。

大黄四两　川芒硝　甘草　陈皮　红花　当归　苏木　木通各二两　枳壳四两　厚朴少许

上件㕮咀,每服二钱,水盏半,煎至一沸,去渣温服,不拘时。此乃专治男子伤重,瘀血不散,腹肚膨胀,大小便不通,上攻心腹,闷乱至死者,急将此药通

下瘀血后,方可服损药。

小承气汤

大黄四两　芒硝二钱,煎热渐入　枳实二两　厚朴八两

上治效同大成汤。比较力轻,不拘妇人、女子、小儿,皆可服之。

排风汤　治诸风疾损。

白鲜皮　白术　芍药　肉桂去粗皮　川芎　川当归去芦　杏仁去皮尖　防风　甘草各二两　独活　麻黄去根节　白茯苓各三两

上每服二钱,水一盏半,姜四片,煎至八分,不拘时服。更宜续命汤、消风散。

接骨药　下窟乌,

一名鹗,用骨烧存性,用古铜钱一个煅,醋淬七次,为末等分。骨断夹缚讫,用药一钱,以酒调下,不可过多。病在下空心服,在上食后服,此方极验。

常用整骨药　用大草乌,

刮去皮为细末,每服逐半钱,温酒调下。如未觉,再添二分药,酒下。

又方　用乳香、

没药各一两,别研;次用血竭、自然铜、无名异、醋煮黄木鳖子各一两,地龙二两,并为末,蜜丸如龙眼大,嚼烂,热酒咽下。俟了,用生葱嚼解。

至真散　治打破伤损,破脑伤风头疼,角弓反张。

一名夺命散。

天南星炮七次　防风去芦又

上等分为末。凡破伤风病,以药傅贴疮口,即以温酒调一钱服之。如牙关紧急,以童便调二钱服;垂死心头微温,童便调二钱,并进三服。

又治伤损方论

　　如伤重者，第一用大承气汤，或小承气汤，或四物汤，通大小便去瘀血也；惟妇人，别有阴红汤通下。第二用黄末药，温酒调，不拘时；病在上食后服，在下空心服，遍身痛，临卧时服。第三服白末药，热酒调，其法同黄末服；妇人产后诸血疾，并皆治之。第四服乌丸子。第五服红丸子。第六服麻丸子，用温酒吞下，妇人艾醋汤下，孕妇不可服。第七服活血丹、当归散、乳香散。二散方见前方内，并用酒调，不拘时，与黄末、白末服法同。惟乳香散参之。山泉方则又加六味：白杨皮一斤，生芥子十个，泽兰一斤，檀香六两，沉香二两，川芎一斤。余方条具于后。

　　大承气、小承气、四物汤并见前方内。

　　黄药末　治跌扑伤损，皮肉破绽，筋肉寸断，败血壅滞，结痈烂坏，疼痛至甚；或劳役所损，肩背四肢疼痛；损后中风，手足痿痹，不能举动，筋骨乖张，挛缩不伸。续筋接骨，卓有奇功。常服活血止肿生力。

　　川乌炮　　草乌醋煮　　枫香别研，各三斤　　当归去芦头,酒浸一宿,阴干 赤芍药各半两 川独活去芦 川芎汤泡七次 细辛去苗,净洗 香白芷 山桂去粗皮 白姜面裹煨 黄姜湿纸裹煨 五加皮净洗,去骨 桔梗去芦 骨碎补去毛,炒 苍术醋煮七次 何首乌用黑豆酒煮七次。以上各二斤 知母半斤 没药半斤 牛膝二斤,酒浸七日,焙干

上件为细末,每服二钱,盐、酒调。病在上食后服,在下空心服,遍身损临卧服。孕妇莫服。

白药末 治打扑伤损,皮肉破碎,筋骨寸断,瘀血壅滞,结肿不散,或作痈疽,疼痛至甚;或因损后中风,手足痿痹,不能举动,筋骨偏纵,挛缩不伸;及劳伤破损,肩背四肢疼痛,并宜服之。此药大宜续筋接骨,刻日取效。妇人产后诸血疾,并皆治之。

白杨皮十二两,米汁浸一宿 桔梗十两,去苗 赤芍药九两,酒浸一宿 川芎半斤,汤泡七次 白芷十两 山桂半斤,去粗皮 细辛半斤,去苗 甘草十两,炙 花椒五两,去子、合口者 川乌六两,炮 续断六两,米汁浸 牛膝六两,去苗,酒浸一宿 泽兰叶九两,去叉枝 当归六两 香附子六两,炒

上为细末,每服二钱,酒调下,服法同前。妇人诸血风气,亦皆治之。

乌丸子 治打扑伤损,骨碎筋断,瘀血不散;及

一切风疾，筋痿力乏，左瘫右痪，手足缓弱，诸般风损，妇人血疾，产后败血不散，灌入四肢，面目浮肿，并宜服之。惟孕妇勿服。

赤小豆炒　白蔹　赤芍药　何首乌醋煮　细辛去苗　草乌醋煮七次　白及煨　山桂去粗皮　南星面裹煨　当归酒浸一宿　川牛膝去苗,酒浸一宿　川芎　百草霜　骨碎补去毛,炒　天台乌药乌豆酒煮后焙干。以上各以一两。

上为细末，用煮豆酒煮面糊为丸如梧子大。每服五十丸，用煨葱酒，或煨葱茶任下。

红丸子　治打扑伤损，骨碎筋断，疼痛痹冷，内外俱损，瘀血留滞，外肿内痛，肢节疼倦，应诸伤损，不问年月日久，并宜服之。常服补损，坚筋固骨，滋血生力，神效不可具述。孕妇勿服。

牛膝酒浸一宿　川乌炮　南星醋煮三次　细辛去苗,净洗　何首乌用水煮熟　桔梗去芦　山桂去粗皮　当归　自然铜煅,醋淬七次,别研　白蔹　赤芍药　骨碎补去毛　没药别研　羌活去芦　赤小豆不见火

上除研药外，余并打和，炒干为末，酒煮面糊为丸。每服五十丸，随病上下服之。

麻丸子　治蹉折伤损，皮破骨出，手足碎断，肌

肉坏烂，疼痛至甚，日夜叫呼，百治不止；手足久损，筋骨差爻，举动不能，损后伤风湿，肢节挛缩，逐成偏废；劳伤筋骨，肩背疼痛，四肢废乏，动作无力。常服壮筋骨，活经络，生气血，及治妇人血气。惟孕妇勿服。

川当归　桔梗 名布萝卜　牛膝 各半两，不用酒浸　骨碎补 二两，去毛　川乌 不见火，切作片子，醋煮　川芎 一斤　百草霜 一斤　草乌 用山矾灰汁浸，一斤　木鳖子 去油壳　赤芍药 各半斤　乌豆 一升，浸酒煮，焙干　金毛狗脊 去尾

上为末，酒煮面糊为丸如梧子大。每服五十丸，温酒下，妇人艾醋汤下。

活血丹　治跌扑伤损，折骨断筋，疼痛浮肿，腹有瘀血，灌注四肢，烦闷不安，痈疽发背，肌肉坏烂；诸般风疾，左瘫右痪，手足顽麻；妇人血风发动，并宜服之。每服半丸，用无灰酒磨化，微煎三五沸，温服，不拘时候，不以多少。此药常将纱葛袋收挂净处，经久不坏，可备急用。唯孕妇勿服。

荆芥 二两半　枫香 一两，别研　檀香 一两，不见火　降真节 一两　草乌 二两，酒煮　山桂 去粗皮　当归 酒浸一时　苍术 米汁浸，春五、夏三、秋七、冬十日，炒干　川羌活 去芦　白及 面裹煨，晒干　乌豆 以糯米炒黄

为度　地龙去土，各半两　滴青一钱半，别研　麝香半两，别研　川芎半两，热汤洗三次　五灵脂一两半，用灯心别研　乳香一两，别研　没药一两，别研　川乌二两，炮　骨碎补去毛，炒　川牛膝酒浸一时　细辛去苗　花桑木烧灰存性　白芷不蛀者　赤芍药酒浸　川牵牛石灰炒　南星以石灰炒，黄色为度　自然铜煅，酒淬，别研　大栗间各半两　木鳖二十个，去油壳

上为细末，酒煮面糊为丸如弹子大，入臼杵三十余下，围成块，称一两，分作二丸。候丸尽，分作三分，一分阴干，一分晒干半时久，一分焙半时久，却三分打和一处，令阴阳相合，俟药上座气为度，然后刷去座，用黑漆光为衣。

洗药后有仙正散方　如伤重，先用洗，后却用乌龙角贴，其洗药同前方。内又参山泉方洗药用。

木朔翟　石南叶　白芷　白杨皮　生葱　何首乌　土当归　荆芥　藁本　芍药

上不拘多少，煎汤候温，将洗损处令净，用绢渗干疮口上为妙。

乌龙角贴药　治跌扑伤损，筋骨碎断，差爻出白，其用法详见前方黑龙散同。先洗擦整理，后调贴夹缚。亦可用此干掺疮口。

白僵蚕六两，去丝嘴，炒　赤小豆六两　川牛膝六

两,去芦　山桂去皮　桔梗　白及　百草霜　山枇杷叶生锉,阴干,各一斤　当归尾　骨碎补去毛,炒　北细辛去苗,各半斤　白芷　赤芍药　南星煨　何首乌各十两　白蔹十两　知母　草乌各三两,用姜汁煮。

上为细末,如药润,亦可焙干碾之。每用姜汁或冷水、茶水调,摊纸上,于痛肿处贴之。三日一洗一换贴,骨碎须夹。

桃红散　治积年不效,朽烂疮口,金疮箭射,打碎皮破,血出不止,可将此药干抆,次日别用药水洗净再抆,大能散血结口。

石膏一斤,黄泥封固煅过　白矾二两,飞过　血竭一两,别研　黄丹细研,火飞过,水飞过　松糖别研　五倍子　粉霜各三两　龙骨二两,别研

上研为极细末,罐子收用。

紫金散　整骨续筋生肌止痛。内伤肝肺,呕血不止,或在心腹胀痛,四肢无力,左右半身风痪,并宜服之。

紫金藤皮二两　降真二两　续断五两,要细者　骨碎补二两,去毛　无名异三两,烧红,酒淬七次　琥珀二两　牛膝三两,去苗,酒浸一宿　当归二两,去尾　桃仁二两,去皮　蒲黄一两　大黄一两,煨　朴硝半两,热汤泡

化,用花叶纸滤过七次

上件为末,用苏木煎酒调,日进三服即效。

七宝散 治冷水风脚,湿气下注,脚膝生疮,左瘫右痪,筋脉拘急,脚下隐痛,不得伸屈,不能踏地,并皆治之。

晚蚕沙一升,炒 蛇床子一升,炒 肉桂二两,去皮 荆芥穗五两 干荷叶二两 藁本五两,去土 川乌二两,炮 薏苡仁三两

上件吹咀,约二两重,用水五升,加花椒、连须葱同煎至七分,去渣,于痛处热斟淋洗。

定痛丸 治腰痛不可忍,不问男子、妇人、室女、老幼,并皆治之。

威灵仙半两,去土 金铃子一两,炒,去核 川乌一两,炮 八角茴香一两

上为细末,酒煮面糊为丸如梧子大。每服五十丸,盐汤、酒随上下服之。

七气汤 治积年久损,入经络,服药无效,腰背拘急,咳嗽痰涎,风劳发动,日渐羸瘦,每到秋来损病复作,不问男子、妇人,并皆治之。

青皮去白,炒 陈皮去白 三棱湿纸裹煨 北梗去芦 肉桂去粗皮 藿香去枝 益智去壳,炒 香附子炒 甘草炙 半夏汤泡 赤芍药 乌药 独活去

芦　羌活去芦　降真香各一两

上咬咀，每服五钱，水一大盏半，姜三片，枣一枚，煎至七分，去滓，随病上下服之。

仙正散洗药　治男子、妇人骨断。用此煎水洗后整骨，却用乌龙角贴之。如破留口，当夹缚，即依前方为之。

肉桂一钱，去皮　当归三钱，去尾　玄胡索五钱　白芷五钱　苍术一两　赤芍药五钱　防风一两　荆芥四两

上咬咀，每服五钱，水五升，干荷叶两皮，煎至七分，去滓。于损处断处，及冷水风脚，筋脉拘急，不得屈伸，行步艰苦，用此药热蒸，用被盖覆，候温淋洗。

掺疮口方　但遇伤损，皮肉血出，或破脑伤风，血出不止，急用此药抆之。

血竭二钱半，别研　降真节四钱　灯心一把　龙骨五花者，二钱，别研　鸡一只，连毛屎用醋煮后碎之，用黄泥封固，以文武火煨干后焙为末　苏木同降真碾，少许　乳香五钱，同灯心研　没药五钱，别研　桔梗少许　红花要马头者二钱，焙干为末　当归三钱

上为细末，每用少许，干抆疮口上。如血流涌出不止，多抆之，候血药将干，又用清油调涂于疮口。可

制一料，以备急用。

接骨散 治飞禽骨断，从高坠下，驴马跌折，筋断骨碎，痛不可忍。此乃接骨续筋，止痛活血。

硼砂一钱半　水粉　当归各一钱

上为末，每服二钱，煎苏木汤服讫，时时但饮苏木汤立效。

除痕方 欲伤后疮愈无痕，用此。

蔓青子　随风子　俗随子　黄荆子

上件，各等分为细末，饭上蒸九遍，用童便浸一宿后，炒干为度，以花叶纸包在绢巾内揩之，可以除痕。

阴红汤 专治妇人伤损，瘀血不散，腹肚膨胀，大小便不通，上攻心腹，闷乱至死者。急将此药通下，却依前次第服药。

鹿角胶　产妇油发各一钱，烧灰　没药三钱

上用酒一大盏煎服。

胶艾汤 专治妇人寻党经脉不通。宜先服此，后服鳖甲散。

干地黄三钱　阿胶二钱　川芎　艾叶各一钱

上㕮咀，每服二钱，水一大盏，酒半盏煎至八分，不拘时温服。

洗药 治男子、妇人骨断，用此煎水洗后，整骨了,却用乌龙角贴。

杜仲一两　五加皮七两　葱根一把

上三味,水五升,煎至七分,去滓淋洗,每服二两半。重伤破留口用药掺,骨断当夹缚。详见前论。

方剂索引

二画

七气汤 31,40

七宝散 40

三画

大成汤 31

大红丸 26

小红丸 25,29

小承气汤 32

小黑丸 29

四画

五积散 31

匀气散 30

乌丸子 35

乌龙角 38

五画

四物汤 30

仙正散 41

白药末 35

六画

至真散 33

当归散 27

阴红汤 42

红丸子 36

七画

驱风丸 29

八画

乳香散 27

定痛丸 40

九画

首乌丸 30

洗药 23,38,42

45

活血丹　37

除痕方　42

十画

桃红散　39

胶艾汤　42

十一画

排风汤　32

接骨药　32

接骨散　42

掺疮口方　41

黄药末　34

常用整骨药　32

麻丸子　36

十二画

搜风丸　29

紫金散　39

黑丸子　26

黑龙散　23

黑虎丹　30

十九画

鳖甲散　28

中医临床必读丛书重刊

正体类要

明·薛己 著

曹炳章 校订

丁继华 王宏 整理

人民卫生出版社
·北京·

导　读

伤科专著始自唐·蔺道人的《仙授理伤续断秘方》,宋金元缺如,直至明朝才见薛己的《正体类要》,难怪撰序人陆师道言:"医有十三科……作者相继,纂辑不遗,而正体独无其书。"赞其对伤科的贡献,又反映社会对伤科专著的迫切需要。自明、清、近代及现代诸多医家引用此书甚频,特别是1959年后未见再版,医者们只好重复引用他人的引言,不免未得要领而误传引,故需整理再版。

一、《正体类要》与作者

1.作者简史

薛己(1487—1559),字新甫,号立斋。吴郡(今江苏苏州)人。其父薛铠,字良武,精于诊疗,尤长儿科,太医院院使。薛己幼承家业,精研医学方书,治学贯通诸家,对内外妇儿等科,无所不通。一生著书立说颇多,先后著有:《内科摘要》《女科撮要》《保婴撮要》等十余种之多。正德年(1506)起于太医院供职,后晋升为御医。初为疡医,后以内科擅名,对其他科也无所不治。

2.《正体类要》简介

《正体类要》发行于 1529 年。全书分两卷,上卷论述伤科主治大法 19 条,内容含扑伤(30 证)、坠跌金伤(30 证)和汤火伤(4 证)等,共 64 种病证。上卷以证求药,伤科什么病证须用什么方药。下卷收录伤科方剂 70 余首,其特点系以方论证,什么方剂可用于什么样的伤证。是一部自明代起,经清代、近代和现代伤科医者们及其他诸科医家经常引用于临床、教学和科研的典著。

3.陆师道序

陆师道并非医家,而是当时的一位礼部主事官员,但他在《正体类要》所作的序中对薛己评价之词,有利于当今伤科医者对《正体类要》学习和领会。估计他是薛己的好友,因薛己的《外科枢要》也是他作的序。可以看出陆氏对医学并不陌生,并能做出著名的判断。

①陆氏认为:医学各科都很专门,各科方论均有人加以论著,代代相传,作者不断,而正体科独无其书,说明社会迫切需要有伤科专著。

②陆氏很赏识薛己的才能,他以扁鹊过琅琊山因

需要而当女科医生,到洛阳又做耳目痹医,到咸阳又当儿科医生。他说虽随俗而变,但薛己却是一位多面高手。

③陆氏认为伤科医者不能专注重手法,否则就要成为纯任手法而不求脉理之医匠。

④"肢体损于外,则气血伤于内,营卫有所不贯,脏腑由之不和。"此名言出自非医家陆师道之口,引用之人颇多,不少人引用此名言时却冠在薛己头上,且加以赞赏。

二、主要学术特点及对临床的指导意义

1.整体观念

由于薛己是一位全方位的医家,因此在对伤科疾病辨证时,特别重视整体观念,无论诊断还是施治,他都全面考虑肢体损伤时,体内脏腑、气血有何变化。他认为伤后局部肿胀疼痛即系脏腑、气血病变的标志。因此在伤病辨证论治时,务求脉理、应审虚实、明察脏腑、辨别气血等变化。陆师道即从薛己的学术思想中悟出他的著名序言。薛己治伤以内服汤药为主,这本身就是从人的整体观念出发。以治骨折脱臼为例,中医治伤除了拔伸捺正、系缚固定、导引活动与国

内外西医治伤的原则一致外，还多了一个药治，药治就体现整体观。今日国内外西医认为不需要药治，也无药可治。而今日不少伤科年轻医生，会药治而不施药治，多纯任手法治伤，不求脉理，不审虚实以施补泻，久之则成只会治伤的医匠，停滞不前，而不是识整体观、能辨脏腑气血施治的医家。

2. 治病求本

薛己推崇《黄帝内经》"治病必求于本"的学术思想，这在他诸多的著作中都能见到。"求本"有两种意义：一是伤病的病因、病机、病症等变化。因肢体损于外则气血必伤于内，营卫有所不贯，脏腑由之不和，这是诊断和治伤上求本。二是在脏腑学说上，强调治伤时必须重视"脾""肾"的功能变化。他说："真金合而人生，是人亦借土以王（旺）。"上言充分说明了"肾"是先天之本和"脾"是后天之本两者的关系。因此在治伤时，他喜用"归脾汤""七味白术散"来护脾胃；用"滋肾丸""六味地黄丸"等来固肾本。在其他方子里均有此二本的含义。这可能因他崇尚金代李东垣的调治脾胃应以"甘温益中，补土培元"的学术思想有关；也与他重视"气血阴阳，皆其所论"的肾与命门学说有关。他求本和护脾肾的学术思想，不但影响了几代医家，而且对今日伤科界有着重要的指导意义。

3. 三期分治法

所谓三期分治法即:"攻""和""补"三法。初期行"攻",中期取"和",后期用"补"。近代、现代伤科医家治伤时普遍运用此治伤法,在撰文著书中也均强调三期分治法,但从未见有人注明三期分治法的出处,有人在论文中误为某现代医家所创。其实此法源于元朝王好古,他提出:"治病之道,有三法焉,初中末也……初治之道,法当猛攻;中治之道,法当宽猛相济;末治之道,法当宽缓。"薛己最早崇尚三法之道,故在《正体类要》中,不论在以证求药中,或是以方论证里,均体现有三法的内涵。他在治伤初期多用"桃仁承气汤""加味承气汤"等攻下方药;在中期则投"复原活血汤""复原通气汤"等宽猛相济方剂;后期则用经典的"四物汤""四君子汤""八珍汤"和"十全大补汤"等护脾肾、补气血之宽缓方剂。上述这些方剂流传甚广,至今仍被广泛使用。

薛己在临床实践中,博取而不泥学,善于总结自己或他人成功和失败的治验。如在治疗骨折脱骱时,他喜用"接骨散""洪宝丹",同时也借用《普济本事方》中的"接骨方";治疗肾肺两虚时,用经典的"六味地黄丸",再创加肉桂和五味子而成"八味丸"。书中经典古方甚多,说明薛己用药很重视前人和旁人的经验。

4.宝贵的临床实践

纵观历史,中医十三科之著作浩如烟海,有关伤科之方论却散录在其中部分医籍中,而伤科专著更寥若晨星。自唐代《外台秘要》起,宋《圣济总录》《太平圣惠方》,包括已成门、章、节伤科内容的《普济方》,均是收录前人或当代医家的治伤经验方。即使是元代危亦林《世医得效方》,也仅仅是宗承《仙授理伤续断秘方》,而无自己的学术见解,而清代《医宗金鉴·正骨心法要旨》亦系总结前人治伤经验和论述的巨著,却也是以《正体类要》为蓝本,《四库全书》也全部录用了薛己的各种医著,其中包括《正体类要》。

《正体类要》确是一部古代少见、比较全面、有独立见解的伤科名著,完全是通过作者自己临床实践经验,分析总结上升至理论的医著,如理论性很强的主治大法19条,从当时的医书中是抄不到的,只有具有丰富临床实践经验的人才总结得出来。30种扑伤之证、30种金伤之证和4种汤火伤之证,多系薛己自己的临床医案,涉及跌扑损伤、气滞血瘀、肝脾肾虚、亡血瘀血及各种病因引起的脏腑不和之证。这充分说明薛己是结合自己临床实践而得出的成功经验和失败体会,并加以分析,著于书中,给后人留下的宝贵医学遗产。今日的伤科医者在治伤时遇到类似情况,上述诸症就是极宝贵的借鉴经验。

三、如何学习应用《正体类要》

《正体类要》是一部始自明朝,经清代至今日,数百年的医家们所认可的伤科名著,许多方面对今日伤科医者的临床实践仍有指导意义。在学习此书时,务必要结合今天科学技术发展的现况,如诊断技术,治疗方法等;要结合医者和病者的实际情况,如医者的工作条件和病人伤种(车祸、战伤)伤情来运用前辈的经验。

1.学术思想

薛己对伤科疾病辨证施治的学术思想是:在整体观念指导下行气血脏腑辨证,人体受到外伤,多会造成体内气血脏腑功能的紊乱,其轻重程度可反映到受伤部位的肿痛及肢体功能障碍,甚至反映到全身,如烦躁、作呕、不思饮食等。从全身症候的表现来判断脏腑病理变化,从脏腑损伤的程度来判断局部创伤的性质。今天我们学习《正体类要》,就是作为一名医生(各科均如此),要建立治病的整体观念,伤科医生尤该如此。因伤情多发生在体表,医生诊治时极易忽略整体的变化,而纯任用手法来整复骨折脱位及其他伤情,不善脉理,不审虚实,特别是遇到复合伤时,更易误诊,延误治疗,甚至危及生命。

2. 治伤经验

薛己是一位全方位的医家,而非正体专门家,所以治伤时,他重视内治,也善于内治。他根据多年的经验,认为伤病必然伤及气血,伤血可以内瘀,溢出可以亡血,"气为血帅,血为其母",首先要强调补血行气;营卫不贯,脏腑由之不和,调理脏腑的重点在于肝脾肾。

①关于气血的治疗:复原通气散、复原活血汤、当归导滞散是其补气血的代表方。在用活血化瘀收效时,应用温补气血为善。

②关于脏腑的辨证论治:薛己认为护治脾肾便是治疗疾病的根本。由于崇尚李东垣的温补学说,用药大多偏温而力避寒凉,用八味丸补土生火,如归脾丸、补中益气汤等。他又很重视"肾与命门学说",故喜用张仲景的八味肾气丸和钱乙的六味地黄丸来补养肾命。

③治病教训:薛己善于总结经验,更善于吸取自己和旁人失败的教训。他在书中举出五证不当的处

理:"行气之非""下血之非""寒药之非""不砭之非"以及"不补之非"。吸取教训,重新辨证,均取得满意的疗效。

3.治学态度

①勇于实践:自春秋到今日,全方位的医家不乏其人,但多以大方脉为主,偶兼其他。但薛己却是一位初精疡医,后长内科,又通妇婴,兼顾眼齿,善修正体,贯而通之,无所不治的医家。陆师道言薛己犹如扁鹊,过琅琊行带下医,过洛阳行目齿医,入咸阳行小儿医,此虽随俗而变,若非全才,岂能随意接诊。

②勤于总结:自古至今,十三科著书立说之医家比比皆是,而正体科独无其书。薛己的《正体类要》难得之处是,薛己是太医院的御医,后虽返乡行医,在其一生中所治的伤科病人毕竟有限。但薛己却能自有限的病例中总结出经验,并能上升至理论。而我等骨科专科医生惭愧之至,大量病人从眼前而过,却视若无睹。学习薛己,每经一例,必要深究,这样才能使自己成为良医而非庸医。薛己以同样的态度对待他所接治的其他科的病人,也是在用有限的病例,撰写出诸如《内科摘要》《外科发挥》《女科撮要》和《保婴撮要》等十余部书。这种勤于总结的治学态度难道不值得我等好好学习乎。

③善于创新：十三科纂辑不遗，独无正体，《正体类要》是创新之一；以证求药，以方论证这种总结方法是创新之二；"肢体损于外，则气血伤于内，营卫有所不贯，脏腑由之不和，岂可纯任手法，而不求之脉理，审其虚实，以施补泻哉"的经典学术思想，对伤科后辈们讲是创新之三。

整理说明

《正体类要》是中医伤科经典之作,历经明代、清代、近代和现代数百年之久,为众医家在科、教、医中经常引用的伤科专著。《正体类要》成书于公元1529年,出版后即受到当代同仁的好评,认为此书是正体科首本,内容详尽,处方立论,决定生死。

查阅《全国中医图书联合目录》,中华医学会上海分会图书馆藏有明刻本;天津市卫生职工医学院图书馆、河南中医学院(现河南中医药大学)图书馆、山西图书馆、南京中医药大学图书馆藏有清刻本。1921年上海大成书局、1936年上海大东书局、1957年上海卫生出版社以及1959年上海科学技术出版社均再版过《正体类要》,浙江医科大学还藏有《正体类要》的手抄本。

此次整理校对《正体类要》是以明刻《薛氏医案二十四种》本为底本,以清刻《薛氏医案二十四种》聚锦堂本为主校本而编著的《薛立斋医学全书》作为参照本。

1.著本原为繁体字竖排,现整理成简体字横排。 59

2. 方中之"耆"改为"芪"字,芨改为及,珠改为朱,鹏改为硼,等等。

3. 文中有一处"止"字当"只"解,保留"止"字,加括号,内附"只"字。

4. 在《正体类要》书中,薛己并未明提"治病求本""重视脾肾""三期分治"等说法,而是整理者从书中提炼出来的体会。

《正体类要》序

世恒言：医有十三科，科自专门，各守师说，少能相通者，其大较然也。然诸科方论，作者相继，纂辑不遗，而正体科独无其书，岂非接复之功，妙在手法，而按揣之劳，率鄙为粗工，而莫之讲软。昔我毅皇帝因马遗伤，诸尚药以非世业莫能治，独吾苏徐通政镇侍药奏效，圣体如初，而徐亦由此遭际，擢官至九列，子孙世以其术仕医垣。此其所系，岂小小者而可以弗讲也！且肢体损于外，则气血伤于内，营卫有所不贯，脏腑由之不和，岂可纯任手法，而不求之脉理，审其虚实，以施补泻哉！太史公有言：人之所病病疾多，医之所病病道少。吾以为患在不能贯而通之耳。秦越人过琅邪，即为带下医，过洛阳即为耳目痹医，入咸阳即为小儿医，此虽随俗而变，岂非其道固无所不贯哉！立斋薛先生，以疡疽承家，而诸科无所不治。尝病正体家言独有未备，间取诸身所治验，总而集之，为《正体类要》若干卷，极变析微，可谓详且尽矣。而处方立论，决生定死，固不出诸科之外也。然则学者，又岂病道之少乎？先生尝著《外科枢要》，余既为之序以刻矣。将复刻是书,备一家言,余叹其用心之勤,乃复为缀数语于卷首,使后世知先生之术,固无所不通,而未尝不出于一也,学者其勿以专门自诿哉。先生名己,字新甫,官位出处,详《外科枢要》序中,兹不更列。

前进士礼部主事陆师道著

目录

上卷 ··· 67

  正体主治大法 ····································· 67

   扑伤之症治验 ································· 73

    血脱烦躁 ··································· 73

    血虚发燥 ··································· 74

    气虚血热 ··································· 74

    瘀血泛注 ··································· 74

    瘀血作痛 ··································· 75

    肝火作痛 ··································· 76

    肝火忿怒 ··································· 76

    肝火胁胀 ··································· 76

    肝胆虚症 ··································· 76

    血虚腹痛 ··································· 77

    气虚不溃 ··································· 77

    寒凝不溃 ··································· 77

    脾虚不敛 ··································· 78

    血虚筋挛 ··································· 78

    肾虚气逆 ··································· 78

    湿热乘肝 ··································· 79

    肝经郁火 ··································· 79

痛伤胃呕 ································79

药伤胃呕 ································79

气血不损 ································80

行气之非 ································80

下血之非 ································80

寒药之非 ································81

不砭之非 ································81

不补之非 ································81

破伤风表症 ·····························82

破伤风里症 ·····························82

脓内燉类破伤风 ·······················82

脓溃类破伤风 ·························83

内虚变痉(痉当作痓) ···················83

坠跌金伤治验 ·····························84

瘀血腹痛 ································84

脾伤腹痛 ································84

血虚胁胀 ································85

血虚烦躁 ································85

亡血出汗 ································85

亡血昏愦(二条) ·······················85

湿痰作痛(三条) ·······················86

肝火作痛 ································87

血虚作痛 ································87

骨伤作痛(二条) ·······················87

气虚血滞 ································87

气虚不溃 ································88

气虚壅肿(三条) ·······················88

瘀血肿痛(二条) ·······················89

筋伤壅肿 ···································· 89

肺火衄血 ···································· 90

肝火出血（三条）······················· 90

胃火作呕 ···································· 91

阴虚作喘 ···································· 91

阴虚发热 ···································· 91

气血虚热 ···································· 91

血不归经（二条）······················· 92

气无所附 ···································· 92

气血俱虚 ···································· 92

阳气脱陷 ···································· 92

胆经血少 ···································· 93

肾经虚怯（二条）······················· 93

痛伤胃呕 ···································· 94

气遏肉死（二条）······················· 94

凉药谒经（三条）······················· 94

汤火所伤治验 ······························ 95

火毒刑肺金 ································· 95

火毒焮作 ···································· 96

火毒行于下焦 ······························ 96

火毒乘血分 ································· 97

下卷 ··· 98

方药 ··· 98

方剂索引 ······································· 117

上　卷

正 体 主 治 大 法

——胁肋胀痛，若大便通和，喘咳吐痰者，肝火侮肺也，用小柴胡汤加青皮、山栀清之。若胸腹胀痛，大便不痛，喘咳吐血者，瘀血停滞也，用当归导滞散通之。《内经》云：肝藏血，脾统血。盖肝属木，生火侮土，肝火既炽，肝血必伤，脾气必虚。宜先清肝养血，则瘀血不致凝滞，肌肉不致遍溃；次壮脾健胃，则瘀肉易溃，新肉易生。若行克伐，则虚者益虚，滞者益滞，祸不旋踵矣。

——肚腹作痛，或大便不通，按之痛甚，瘀血在内也，用加味承气汤下之。既下而痛不止，按之仍痛，瘀血未尽也，用加味四物汤补而行之。若腹痛按之不痛，血气伤也，用四物汤加参、芪、白术，补而和之。若下而胸胁反痛，肝血伤也，用四君、芎、归补之。既下而发热，阴血伤也，用四物、参、术补之。既下而恶寒，阳气伤也，用十全大补汤补之。既下而恶寒发热，气血俱伤也，用八珍汤补之。既下而欲呕，胃气伤也，用六君、当归补之。既下而泄泻，脾肾伤也，用六君、肉果、破故纸补之。若下后，手足俱冷，昏愦出汗，阳气虚寒也，急用参附汤。吐泻手足俱冷，指甲青者，脾肾虚寒之甚也，急用大剂参附汤。口噤手撒，遗尿痰盛，唇青体冷者，虚极之坏症也，急投大剂参附汤，多有得生者。

——肌肉间作痛，营卫之气滞也，用复元通气散。筋骨作痛，肝肾之气伤也，用六味地黄丸。内伤下血作痛，脾胃之气虚也，用补中益气汤。外伤出血作痛，脾肺之气虚也，用八珍汤。大凡下血不止，脾胃之气脱也，吐泻不食，脾胃之气败也，苟预为调补脾胃，则无此患矣。

——作痛，若痛至四五日不减，或至一二日方痛，欲作脓也，用托里散。若以指按下复起，脓已成也，刺去其脓，痛自止。若头痛时作时止，气血虚也。痛而兼眩属痰也，当生肝血补脾气。

——青肿不溃，用补中益气汤以补气。肿黯不消，用加味逍遥散以散血。若焮肿胀痛，瘀血作脓也，以八珍汤加白芷托之。若脓溃而反痛，气血虚也，以十全大补汤补之。若骨骱接而复脱，肝肾虚也，用地黄丸。肿不消，青不退，气血虚也，内用八珍汤，外用葱熨法，则瘀血自散，肿痛自消。若行血破血，则脾胃愈虚，运气愈滞。若敷贴凉药，则瘀血益凝，内腐益深,致难收拾。

——发热,若出血过多,或溃脓之后脉洪大而虚,重按全无,此阴虚发热也,用当归补血汤。脉沉微,按之软弱,此阴盛发躁也,用四君、姜、附。若发热烦躁,肉瞤筋惕,亡血也,用圣愈汤。如汗不止,血脱也,用独参汤。其血脱脉实,汗后脉躁者难治,细小者易治。《外台秘要》云:阴盛发躁,欲坐井中,用附子四逆汤加葱白。王太仆先生云:凡热来复去,昼见夜伏,夜见昼伏,不时而动者,名曰无火,此无根之虚火也。

——作呕,若因痛甚,或因克伐而伤胃者,用四君、当归、半夏、生姜。或因忿怒而肝伤者,用小柴胡汤加山栀、茯苓。若因痰火盛,用二陈、姜炒黄连、山栀。若因胃气虚,用补中益气汤、生姜、半夏。若出血过多,或因溃后,用六君子汤加当归。

——喘咳,若出血过多,面黑胸胀,或胸膈痛而发喘者,乃气虚血乘于肺也,急用二味参苏饮。若咳血衄血者,乃气逆血蕴于肺也,急用十味参苏饮,加山栀、芩、连、苏木。

——作渴,若因出血过多,用四物、参、术。不应,用人参、黄芪以补气,当归、熟地以养血。若因溃后,用八珍汤。若因胃热伤津液,用竹叶黄芪汤。胃虚津液不足,用补中益气汤。胃火炽盛,用竹叶石膏汤。若烦热作渴，小便淋涩，乃肾经虚热，非地黄丸不能救。

——出血，若患处或诸窍出者，肝火炽盛，血热错经而妄行也，用加味逍遥散，清热养血。若中气虚弱，血无所附而妄行，用加味四君子汤，补益中气。或元气内脱，不能摄血，用独参汤加炮姜以回阳；如不应，急加附子。或血蕴于内而呕血，用四物加柴胡、黄芩。凡损伤劳碌怒气，肚腹胀闷，误服大黄等药伤经络，则为吐血、衄血、便血、尿血。伤阴络，则为血积、血块、肌肉青黯。此脏腑亏损，经隧失职，急补脾肺，亦有生者。但患者不司此理，不用此法，惜哉！

——手足伤损，若元气虚弱，或不戒房劳，或妄行攻伐，致死肉上延；或腐而不痛，黑而不脱者，当大补元气，庶可保生。若手足节骱断去者，无妨。骨断筋连，不急剪去。若侵及好肉则不治。若预为调补脾气，则无此患。大凡脓瘀肉燃者，即针之而投托里散。或口噤遗尿而似破伤风者，急用十全大补汤加附子，多有生者。

——腐肉不溃，或恶寒而不溃，用补中益气汤。发热而不溃，用八珍汤。若因克伐而不溃者，用六君子汤加当归。其外皮坚硬不溃者，内火蒸炙也，内服八珍汤，外涂当归膏。其死肉不能溃，或新肉不能生而致死者,皆失于不预补脾胃也。

——新肉不生,若患处夭白,脾气虚也,用六君、芎、归。患处绯赤,阴血虚也,用四物、参、术。若恶寒发热,气血虚也,用十全大补汤。脓稀白而不生者,脾肺气虚也,用补中益气汤。脓稀赤而不生者,心脾血虚也,用东垣圣愈汤。寒热而不生者,肝火动也,用加味逍遥散。晡热而不生,肝血虚也,用八珍、牡丹皮。食少体倦而不生,脾胃气虚也,用六君子汤。脓秽而不生者,元气内伤也,用补中益气汤,如夏月,用调中益气汤。作泻用清暑益气汤,秋令作泻,用清燥汤。

——伤重昏愦者,急灌以独参汤。虽内瘀血切不可下,急用花蕊石散内化之,恐因泻而亡阴也。若元气虚甚者,尤不可下,亦用前散化之。凡瘀血在内,大小便不通,用大黄、朴硝。血凝而不下者,急用木香、肉桂末三二钱,以热酒调灌服,血下乃生。如怯弱之人,用硝、黄,须加肉桂、木香同煎,假其热,以行其寒也。

——大便秘结,若大肠血虚火炽者,用四物汤送润肠丸,或以猪胆汁导之。若肾虚火燥者,用六味地黄丸。肠胃气虚,用补中益气汤。

——伤损症用黑羊皮者,盖羊性热,能补气也。若杖疮伤甚,内肉已坏,欲其溃者贴之,成脓固速,苟内非补剂壮其根本，毒气不无内侵；外非砭刺，泄其瘀秽，良肉不无伤坏。受刑轻，外皮破伤者，但宜当归膏敷贴，更服四物、芩、连、柴胡、山栀、白术、茯苓。又丁痂不结，伤肉不溃，死血自散，肿痛自消。若概行罨贴，则酝酿瘀毒矣。

——跳跃捶胸闪挫，举重劳役恚怒，而胸腹痛闷，喜手摸者，肝火伤脾也。用四君、柴胡、山栀。畏手摸者，肝经血滞也，用四物、柴胡、山栀、桃仁、红花。若胸胁作痛，饮食少思，肝脾气伤也，用四君、芎、归。若胸腹不利。食少无寐，脾气郁结也，用加味归脾汤。若痰气不利，脾肺气滞也。用二陈、白术、芎、归、栀子、青皮。若咬牙法搐，肝旺脾虚也，用小柴胡汤、川芎、山栀、天麻、钩藤钩。或用风药，则肝血易伤，肝火愈炽；若用大黄等药，内伤阴络，反致下血。少壮者必为痼疾，老弱者多致不起。（以上若胸胁作痛，发热晡热，肝经血伤也，用加味逍遥散。）

——破伤风，河间云：风症善行数变，入脏甚速，死生在反掌之间，宜急分表里虚实而治之。邪在表者，则筋脉拘急，时或寒热，筋惕搐搦，脉浮弦，用羌活防风汤散之。在半表半里者，则头微汗，身无汗，用羌活汤和之。传入里者，舌强口噤，项背反张，筋惕搐搦，痰涎壅盛，胸腹满闷，便溺闭赤，时或汗出，脉洪数而弦，以大苧黄汤导之。既下而汗仍出，表虚也，以白术防风汤补之，不时灌以粥饮为善。前云乃气虚未损之法也。若脓血太泄，阳随阴散，气血俱虚，而类前症者，悉宜大补脾胃，切忌却风之药。

——发痉，仲景云：诸痉项强，皆属于温。又云：太阳病，发汗太多，致痉风病。下之则痉复发，汗则拘急。疮家发汗则痉，是汗下重亡津液所致。有汗而不恶寒曰柔痉，以风能散气也，以白术汤加桂心、黄芪。无汗而恶寒曰刚痉，以寒能摄血也，宜葛根汤。皆气血内伤，筋无所营，而变非风也。杖疮及劳伤气血而变者，当补气血；未应，用独参汤；手足冷加桂、附，缓则不救。

扑伤之症治验

血脱烦躁

有一患者，两胁胀闷，欲咳不咳，口觉血腥，遍身臀腿胀痛，倦怠不食，烦咳胀大，此血脱烦躁也，与童便酒及砭患处，出死血糜肉甚多，忽发热烦躁汗出，投以独参汤三剂少止，又用补气血清肝火之药数剂，饮食稍进，后用独参汤间服，诸症悉退，饮食顿加，但不能多寐，以归脾汤加山栀、竹茹，四剂而熟睡。因劳心遂烦渴自汗，脉大无力，以当归补血汤二剂而安。又以十全大补汤去川芎,加麦门、五味、牡丹、地黄、麻黄根、炒浮麦,数剂而汗止,死肉且溃。又二十余剂而新肉生。

血虚发燥

有一患者,烦躁面赤,口干作渴,脉洪大,按之如无。余曰:此血虚发躁也。遂以当归补血汤,二剂即止。后日晡发热,更以四物加柴胡、牡丹、地骨、黄柏、知母治之,热退而疮敛。东垣云:发热恶寒,大渴不止,其脉大而无力者,非白虎汤症,此血虚发躁也,宜用当归补血汤治之。裴先生云:肌热躁热,目赤面红,其脉洪大而虚,此血虚也。若误服白虎汤,轻则危,重则毙。

气虚血热

有一患者,头额出汗,热渴气短,烦躁骨痛,瘀肉不溃,遂割去之,出鲜血。服芩连之药益甚,其脉洪大而微,此气血俱虚,邪火炽盛所致。以四物加参、芪、术、炙草,少用柴胡、炒芩,二剂头汗止。又加麦门、五味、肉桂,二剂诸症悉退。后用参、芪、归、术、炒芍、熟地、麦门、五味十余剂,瘀血溃而脓水稠矣。但新肉不生,以前药倍用白术而敛。

瘀血泛注

有一患者,瘀血流注腰臀,两足俱黑,随饮童便酒。砭出瘀血糜肉，投以小柴胡汤。去半夏，加山栀、芩、连、骨碎补，以清肝火；用八珍、茯苓，以壮脾胃。死肉溃而新肉生。后疮复溃，得静调治，年余而痊。

有一患者，瘀血攻注阴囊，溃而成漏，脓水清稀，所服皆寒凉之剂。诊其肝脉短墙，余脉浮而无力，此肝木受肺金克制，又元气虚，不能收敛，遂用壮脾胃生气血之方，元气少复，后终殁於金旺之日。

瘀血作痛

有一患者，肿痛发热，作渴汗出。余曰：此阴血受伤也。先砭去恶秽，以通壅塞，后用四物、柴胡、黄芩、山栀、丹皮、骨碎补，以清肝火而愈。

有一患者，伤处揉散，惟肿痛不消。余曰：此瘀血在内，宜急砭之。不从。余以萝卜自然汁调山栀末敷之，破处以当归膏贴之，更服活血之剂而瘥。数年之后，但遇天阴，仍作痒痛，始知不砭之失。

有一患者，臀腿黑肿，而皮不破，但胀痛重坠，皆以为内无瘀血，惟敷凉药，可以止痛。余诊其尺脉涩而结。此因体肥肉厚，瘀血蓄深，刺去即愈。否则内溃，有烂筋伤骨之患。余入针四寸，漂黑血数升，肿痛遂止。是日发热恶寒，烦渴头痛，此气血俱虚而热也，以十全大补之剂，遂瘥。

肝火作痛

有一患者,瘀血内胀,焮痛发热,口干作渴,饮食不甘,四肢倦怠。余曰:此肝火炽盛,脾土受制,故患前症。喜其禀实年壮,第用降火清肝活血之剂而愈。

肝火忿怒

有一患者,患处胀痛,悲哀忿怒,此厥阴之火,为七情激之而然耳。遂砭去瘀血,以小柴胡汤加山栀、黄连、桔梗而安,后用生肝血养脾气之药,疮溃而敛。

肝火胁胀

有一患者,患处胀痛,发热欲呕,两胁热胀,肝脉洪大。余曰:肝火之症也。但令饮童便,并小柴胡汤加黄连、山栀、归梢、红花,诸症果退。此症若左关脉浮而无力,以手按其腹,反不胀者,此血虚而肝胀也。当以四物、参芩、青皮、甘草之类治之。若左关脉洪而有力,胸胁胀痛者,按之亦痛,此怒气伤肝之症也。以小柴胡、芎、归、青皮、芍药、桔梗、枳壳主之。盖此症不必论其受责之轻重,问其患处去血之曾否。但被人扭按甚重,努力恚怒,以伤其气血,瘀血归肝,多致前症。甚则胸胁胀满,气逆不通,或血溢口鼻,卒至不救。

肝胆虚症

有一患者,愈后口苦,腰胁胀痛,服补肾行气等药不愈。余按其肝脉浮而无力，此属肝胆气血虚而然耳。用参、芪、芎、归、地黄、白术、麦门、五味，治之而愈。

血虚腹痛

有一患者，杖后服四物、红花、桃仁、大黄等剂以逐瘀血。腹反痛，更服一剂，痛益甚，按其腹不痛。余曰：此血虚也，故喜按而不痛。宜温补之剂，遂以归身、白术、参、芪、炙草，二剂痛即止。

气虚不溃

有一患者，瘀血已去，饮食少思，死肉不溃，又用托里之药，脓稍溃而清，此血气虚也。非大补不可，彼不从。余强用大补之剂，饮食进而死肉溃，但少寐。以归脾汤加山栀，二剂而寐。因劳心烦躁作渴，脉浮洪大。以当归补血汤，二剂而安。

寒凝不溃

有一患者，受刑太重，外皮伤破，瘀血如注，内肉糜烂，黯肿上彻胸背，下至足指，昏溃不食。随以黑羊皮热贴患处，灌以童便酒薄粥，更以清肝活血调气健脾之剂。神思稍苏，始言遍身强痛。又用大剂养血补气之药，肿消食进，时仲冬，瘀血凝结，不能溃脓。又用大补之剂，壮其阳气，其脓方熟，遂砭去，洞见其骨，涂以当归膏，及服前药百余剂，肌肉渐生。

脾虚不敛

有一患者,溃而不敛,以内有热毒,欲用寒凉之药。余曰:此血气俱虚,而不能敛耳,非归术参芪之类,培养脾土,则肌肉何由而生,岂可复用寒凉克伐之药,重损气血耶。遂用前药,治之而愈。

血虚筋挛

有一患者,腹胀呕吐眩晕。用柴胡、黄芩、山栀、紫苏、杏仁、枳壳、桔梗、川芎、当归、赤芍、红花、桃仁,四剂而定。后又出血过多,昏愦目黑,用十全大补等药而苏,时肌肉溃烂,脓水淋漓,筋挛骨痛。予切其脉浮而涩,沉而弱,此因气血耗损,不能养筋,筋虚不能束骨,遂用养气血之药,治之而愈。

肾虚气逆

有一患者,杖疮愈后,失于调理,头目不清。服祛风化痰等药,反眩晕。服牛黄清心丸,又肚腹疼痛,杖痕肿痒,发热作渴,饮食不思,痰气上升,以为杖疮余毒复作。诊左尺脉洪大,按之如无。予曰:此肾经不足,不能摄气归源,遂用人参、黄芪、茯苓、陈皮、当归、川芎、熟地、山药、山茱萸、五味、麦门、炙草,服之而寻愈。后因劳热渴头痛,倦怠少食,用补中益气汤,加麦门、五味而痊。

湿热乘肝

有一患者,愈后腿作痛。余意脓血过多,疮虽愈,肝经血气尚未充实,而湿热乘虚也。遂以八珍加牛膝、木瓜、苍术、黄柏、防己、炙草,以祛湿热,养阴血,痛渐止。乃去防己、黄柏,服之遂瘳。

肝经郁火

有一患者,瘀血失砭,胀痛烦渴,纵饮凉童便,渴胀顿止。以萝卜细捣涂之,瘀血渐散。已而患处作痒,仍涂之痒止。后口干作渴,小腹引阴茎作痛,小便如淋,时出白津,此肝经郁火也。遂以小柴胡汤加大黄、黄连、山栀饮之,诸症悉退,再用养血等药而安。夫小腹引阴茎作痛等症,往往误认为寒症,投以热剂,则诸窍出血,或二便不通,以及危殆,轻亦损其目矣。

痛伤胃呕

有一患者,痛甚发热,呕吐少食,胸膈痞满,用行气破血之剂益甚,口干作渴,大便不调,患处色黯。余曰:此痛伤胃气所致。遂以四君、当归、炒芩、软柴、霍香,二剂,诸症渐愈。又用大补之剂,溃之而瘳。

药伤胃呕

有一患者,发热焮痛,服寒凉药,更加口干作渴,肚腹亦痛,自以为瘀血,欲下之。余按其肚腹不痛,脉微细而迟,饮食恶寒,此凉药伤胃而然也。急用六君加芍药、当归、炮附子各一钱,服之前症益甚,反加谵语面赤。余意其药力未至耳,前药再加附子五分,服之即睡,觉来诸病顿退而安。

气血不损

有一患者,瘀血虽去,饮食形气如故,但热渴焮痛,膈痞有痰。以小柴胡汤加天花粉、贝母、桔梗、山栀,二剂少愈。又加生地、归尾、黄芩、柴胡、山栀、花粉而愈。余治百余人,其杖后血气不虚者,惟此一人耳,治者审之。

行气之非

有一患者,服行气之剂,胸痞气促,食少体倦,色黯脓清,此形气俱虚之症也。先用六君桔梗二剂,胸膈气和。后用补中益气,去升麻,加茯苓、半夏、五味、麦门治之,元气渐复而愈。若用前剂,戕贼元气,多致不救。

下血之非

有一患者,去其患处瘀血,用四物、柴胡、红花治之,焮痛顿止,但寒热口干,饮食少思。用四物、白术、茯苓、柴胡、黄芩、花粉,四剂,寒热即退。用六君、芎归、藿香,而饮食进,腐肉虽溃,脓水清稀。以前药倍用参、芪、归、术、茯苓,二十余剂,腐肉俱溃,脓水渐稠。误服下药一盅,连泻四次,患处色黯,喜其脉不洪数,乃以十全大补倍加肉桂、麦门、五味数剂,肉色红活,新肉渐生。喜在壮年,易於调理。又月余而愈,否则不救。凡杖疮跌扑之症,患处如有瘀血,止(只)宜砭去,服壮元气之剂。盖其气血已损,切不可再用行气下血之药,复损脾胃,则运气愈难,营达於下而反为败症,怯弱者多致夭枉。

寒药之非

有一患者,肿痛敷寒凉之药,欲内消瘀血,反致臀腿俱冷,瘀血并胸腹痞闷。余急去所敷之药,以热童便酒洗患处,服六君、木香、当归,敷回阳膏,臀腿渐温。又以前药去木香,加川芎、藿香、肉桂四剂,瘀血解,乃刺之。更以壮脾胃,养气血得痊。盖气血得温则行,得寒则凝,寒极生热,变化为脓,腐溃深大,血气即败,肌肉无由而生。欲望其生难矣。

不砭之非

有一患者,发热烦躁,用四物、黄芩、红花、软柴、山栀、花粉,烦热已清,瘀血深蓄,欲针出之,不从。忽牙关紧急,患处作痛,始针去脓血即安,用托里养血,新肉渐长。忽患处瘙痒,此风热也,用祛风消毒之剂而痊。

不补之非

有一患者,臀腿胀痛,发热烦躁。刺去死血,胀痛少宽，热躁愈甚。此血脱邪火旺而然也，急用独参汤补之，少愈。又以健脾胃养气血药治之，腐肉渐溃遂愈。大抵此症宜预调补，以顾收敛，切不可伐其气血，不行补益，以至不能收敛矣。

破伤风表症

有一患者，仲夏误伤手，腰背反张，牙关紧急，脉浮而散，此表症也。遂用羌活防风汤，一剂即解。此症若在秋冬，腠理致密之时，须用麻黄之类以发汗。此乃暴伤，气血不损之治法也。

破伤风里症

有一患者，杖处略破而患此，脉洪大而实，此里症也。用大芎黄汤，一剂大便微行一次，悉退。若投表药，必死。宜急分表里虚实而治之，庶无误矣。

脓内焮类破伤风

有一患者，寒热口干，用四物、参芪、白术、软柴、炒芩、麦门、五味，四剂少退。余欲砭去瘀血，不从。后怔忡不寐，饮食少思，牙关牵紧，头目疼痛，恶寒发热，此脓内焮也，遂砭去之即安。以八珍、枣仁、麦门、五味二十剂，前症渐愈。又用前药及独参汤，瘀肉渐溃，后因劳又少寐盗汗。以归脾汤、麦门、五味、远志而愈。后牙关胀闷，面目焮赤，又似破伤风，仍以为虚，用八珍等药亦安。

脓溃类破伤风

有一患者,腹胀喘促,作渴寒热,臀腿糜烂,与死血相和,如皮囊盛糊。用童便煎四物、桃仁、红花、柴胡、黄芩、麦门、花粉,服之顿退。彼用黑羊皮贴之益甚,后砭去脓血甚多,气息奄奄,唇口微动,牙关紧急,患处色黯,或欲用破伤风药。余曰:此气血虚而变症也,用参、芪、芎、归、白术,并独参汤、人乳汁,元气复而诸症愈,乃用十全大补汤调理而安。此症若脓瘀内焮者,宜针之。若溃后口噤遗尿,而类破伤风等症者,乃气血虚极也,急用大补之剂。若素多痰患风症者,宜清痰降火。若因怒而见风症者,宜清肝降火。若人不慎房劳而忽患前症,此由肾水不足,心火炽甚,宜滋阴补气血为主。若误作风症治之,即死。

内虚变痉(痓当作痉)

有一患者,内溃,针出脓三五碗,遂用大补之剂,翌日热甚,汗出足冷,口噤,腰背反张,众欲投发散之剂。余曰:此气血虚极而变痉也,若认作风治,则误矣。用十全大补等药而愈。此症多因伤寒汗下过度,与产妇溃疡,气血亏损所致,但当调补气血为善。若服克伐之剂,多致不救。

有一患者,两月余矣,疮口未完,因怒发痉,疮口出血,此怒动肝火而为患耳。用柴胡、芩、连、山栀、防风、桔梗、天麻、钩藤钩、甘草治之顿愈。刘宗厚先生云：痉有属风火之热内作者，有因七情怒气而作者，亦有湿热内盛，痰涎壅遏经络而作者，惟宜补虚降火，敦土平木，清痰去湿。

坠跌金伤治验

瘀血腹痛

有一患者，仲秋夜归坠马，腹内作痛，饮酒数杯，翌早大便自下瘀血即安。此元气充实，挟酒势而行散也。

一男子跌伤，腹痛作渴，食梨子二枚益甚，大便不通，血欲逆上。用当归承气汤加桃仁，瘀血下而瘥。此因元气不足，瘀血得寒而凝聚也。故产妇金疮者，不宜食此。一男子孟秋坠梯，腹停瘀血。用大黄等药，其血不下，反加胸膈胀痛，喘促短气。余用肉桂、木香末各二钱，热酒调服，即下黑血，及前所服之药而苏。此因寒药凝滞而不行，故用辛温之剂散之。

脾伤腹痛

陈侍御坠马，腿痛作呕，服下药一剂，胸腹胀痛，按之即止，惟倦怠少气，诊其脉微细而涩。余曰：非瘀血也，乃痛伤气血，复因药损脾气而然耳。投养脾胃生气血之药而愈。

血虚胁胀

李进士季夏伤手，出血不止，发热作渴，两胁作胀，按之即止，此血虚也。用八珍加软柴胡、天花粉治之顿愈。更用养气血之药，调理而痊。

血虚烦躁

吴给事坠马伤首，出血过多，发热烦躁，肉瞤筋惕，或欲投破伤风药。余曰：此血虚火动所致，当峻补其血为善，遂用圣愈汤，二剂即安，又养气血而疮瘥。

亡血出汗

张进士季秋坠马，亡血过多，出汗烦躁，翌日其汗自止，热躁益甚，口噤手颤，此阴血虚，阳火乘之而汗出，为寒气收敛腠理，故汗不得出，火不得泄，怫郁内甚，而益增他症也。余用四物，加柴胡、黄芩、山栀，四剂少止。又用四物、参芪、软柴胡、五味、麦门，治之而愈。

亡血昏愦（二条）

一妇人孟冬伤足，亡血头汗，内热作渴，短气烦躁，不时昏愦，其脉洪大，按之微弱，此阴血虚于下，孤阳炎于上，故发厥而头汗也。以四物合小柴胡汤，一剂汗即止。以四物去川芎，加参、芪、麦门、五味、炙草，少用肉桂，四剂诸症悉去。又三十余剂，血气复而愈。

一男子孟夏折腿，出血过多，其初眩晕眼花，后则昏愦。此阴血伤损，阳火炽甚，制金不能平木，木旺生风所致。急灌童便，更用人参、当归各五钱，荆芥、川芎、柴胡、芍药、白术各二钱，山栀、黄柏、黄芩、桔梗各一钱，甘草五分，服之随爽。又用四物、参、芪各三钱，生地、柴胡各一钱，四剂烦躁悉去。

湿痰作痛（三条）

大宗伯沈立斋，孟冬闪腰作痛，胸间痰气不利，以枳壳、青皮、柴胡、升麻、木香、茴香、当归、川芎、赤芍、神曲、红花，四剂而瘥。但水食不甘，微有潮热。以参、芪、白术、陈皮、白芍各一钱，归身二钱，川芎八分，软柴胡、地骨、炙草各五分，十余剂而康。

刘尚宝体微臂闪作痛，服透骨丹，反致肢节俱痛，下体益甚。以二陈、南星、羌活、防风、牛膝、木瓜、苍术、黄芩、黄柏治之，身痛遂安。以前药再加归尾、赤芍、桔梗，治之而痊。

郑吏部素有湿痰，孟冬坠马，服辛热破血之药，遍身作痛，发热口干，脉大而滑，此热剂激动痰火为患耳。治以清燥汤，去人参、当归、黄芪，加黄芩、山栀、半夏、黄柏，热痛顿去，患处少愈。更用二陈、羌活、桔梗、苍术、黄柏、姜制生地、当归，遂痊。

肝火作痛

杨司天骨已入臼,患处仍痛,服药不应,肝脉洪大而急。余曰:此肝火盛而作痛也。用小柴胡汤,加山栀、黄连,二剂痛止。用四物、山栀、黄柏、知母,调理而康。

血虚作痛

一妇人磕臂出血,骨痛热渴,烦闷头晕,日晡益甚,此阴虚内热之症。用八珍,加丹皮、麦门、五味、骨碎补、肉桂,及地黄丸,治之悉愈。却去桂,加牛膝、续断,二十余剂而疮愈。

骨伤作痛(二条)

一小儿足伤作痛,肉色不变,伤在骨也。频用炒葱熨之,五更用和血定痛丸,日间用健脾胃生气血之剂,数日后服地黄丸,三月余而瘥。

一小儿臂骨出臼接入,肿痛发热,服流气等药益甚,饮食少思。余以葱熨之,其痛即止。以六君、黄芪、柴胡、桔梗、续断、骨碎补治之,饮食进而肿痛消。又用补中益气,加麦门、五味治之,气血和而热退愈矣。

气虚血滞

戴给事坠马,腿肿痛而色黯,食少倦怠,此元气虚弱,不能运散瘀血而然耳。遂用补中益气,去升麻、柴胡,加木瓜、茯苓、芍药、白术,治之而痊。

气虚不溃

少宗伯刘五清臁伤一块微痛,少食。用六君子汤,倍加当归、黄芪,其痛渐止。月余,瘀血内涸而不溃,公以为痊。余曰:此阳气虚极,须用调补,不从。至来春头晕,痰涎壅塞,服清气化痰,病势愈盛,脉洪大而微细,欲以参、芪、归、术、附子之类补之,不信。至秋初因怒昏而厥。

气虚壅肿(三条)

一妇人闪臂,腕肿大已三月,手臂日细,肌瘦恶寒,食少短气,脉息微细,属形病俱虚也。遂投补中益气,加肉桂,引诸药以行至臂,再加贝母、香附,以解久病之郁,间服和血定痛丸,以葱熨之,肿消二三。因怒患处仍胀,胸膈两胁微痛,以前汤更加木香、山栀、半夏、桔梗,服之少可。复因惊不寐,少食盗汗,以归脾汤加五味、麦门,二十余剂而安,肿消三四。手臂渐肥,但经水过期而少,此心脾之血,尚未充足而然也。乃用八珍加五味、麦门、丹皮、远志、香附、贝母、桔梗,四十余剂,诸症悉愈。后因怒发热谵语,经水如涌,此怒动肝火,以小柴胡汤,加生地黄二钱,一剂遂止。以四物加柴胡,调理而康。

州守陈克明子,闪右臂,腕肿痛,肉色不变,久服流气等药,加寒热少食,舌干作渴。余曰:伤损等症,肿不消,色不变,此血气虚而不能愈,当助脾胃,壮气血为主,遂从余法治之。不二月形气渐充,肿热渐消,半载诸症悉退,体臂如常。

一小儿闪腿,腕壅肿,形气怯弱。余欲治以补气血为主,佐以行散之剂,不信。乃内服流气饮,外服寒凉药,加寒热体倦。余曰:恶寒发热,脉息洪大,气血虚极也,治之无功。后内溃沥尽气血而亡。

瘀血肿痛(二条)

一男子闪伤右腿,壅肿作痛。余谓:急砭去滞血,以补元气,庶无后患,不信。乃外敷大黄等药,内服流气饮,后涌出秽脓数碗许,其脓不止,乃复请治。视其腿细而脉大,作渴发热,辞不治,后果殁。

窗友王汝道,环跳穴处闪伤,瘀血肿痛,发热作渴,遂砭去瘀血。知其下焦素有虚火,用八珍加黄柏、知母、牛膝、骨碎补,四剂顿止。用十全大补汤,少加黄柏、知母、麦门、五味,三十余剂而敛。

筋伤壅肿

李考功子十四岁,脚腕闪伤,肿而色夭,日出清脓少许,肝脉微涩,此肝经受伤,气血虚而不能溃,难治之症也。急止克伐之剂,不信。乃杂用流气等药,后果出烂筋而死。

肺火衄血

张地官坠马伤腿，服草乌等药，致衄血咳嗽，臂痛目黄，口渴齿痛，小便短少，此因燥剂伤肺与大肠而致。余用生地、芩、连、黄柏、知母、山栀、山药、甘草，以润肺之燥，而生肾水，小便顿长，诸症并止。以山药、五味、麦门、参、芪、芎、归、黄柏、黄芩、知母、炙草，以滋阴血，养元气而疮敛。

肝火出血（三条）

俞进士折腿，骨已接，三月尚发热出血不止，正体医治不应。左关脉洪数，比肝火炽甚，血得热而妄行也。遂投小柴胡汤，加山栀、芍药、生地、防风，血止热退。又用八珍、五味、麦门治之，疮口即愈。

田宗伯侄，仲秋因怒跌仆，遍身作痛，发热衄血，肝脉洪大。余曰：久衄脉弦洪，乃肝火盛而制金也，至春则肝木茂盛而自焚，或戕贼脾土，非易治之症。当滋肾水以生肝木，益脾土以生肺金。乃杂用泻肝火等药，殁於仲春之月。

一妇人因怒仆地，伤面出血，痰盛昏愦，牙关紧急。余曰：此怒动肝火，气逆拂郁，神明昏冒而卒倒也，两手脉洪大而无伦次。以小柴胡汤，加黄连、山栀、芎、归、桔红、茯苓、姜汁，治之而苏。

胃火作呕

一膏粱之人，跌腿青肿作痛，服辛热之药，反发热作喘，患处益痛，口干唇渴。余曰：膏粱之人，内多积热，更服热之热剂，益其胃火而使然也。频饮童便，以清胃散加山栀、黄芩、甘草，治之顿止。患处以葱熨之，肿即消散。

阴虚作喘

举人杜克弘坠马，服下血药，反作喘，日晡益甚，此血虚所致耳，非瘀血为患。遂以四物加参、芪、五味、麦门治之，其喘顿止。又用补中益气，加五味、麦门而愈。此症果系瘀血蒸熏于肺而喘，只宜活血行血，亦不可下。若面黑胸胀，或膈痛作喘，当用人参一两，苏木二两，作一剂，水煎急服，缓则不治。产妇多有此疾。

阴虚发热

杨进士伤手指，焮痛发热，服寒凉之药，致饮食顿减，患处不溃。余用托里养血之药，食进疮溃。后因劳每日晡发热，此阴虚而内热也。以四物、软柴胡、地骨皮，乃退。更用养血气之药而疮敛。

气血虚热

一男子坠马，腹有瘀血，服药下之，致发热盗汗自汗，脉浮涩。余以为重剂过伤气血所致，投以十全大补汤益甚,时或谵语,此药力未及而然也。以前药加炮附子五分,服之即睡,觉来顿安,再剂而痊。

血不归经(二条)

大尹刘国信,金疮出血,发热烦躁,属阴虚为患。用圣愈汤治之,虚火息而血归经矣。

梁阁老姪,金疮肿痛,出血不止,寒热口干,此气虚血无所附,而不归经也。用补中益气、五味、麦门主之,阳气复而愈。

气无所附

举人余时正,金疮焮痛,出血不止,恶寒发热,用败毒等药愈甚,此亡血过多,气无所附而然耳。遂以四物、黄柏、知母、软柴胡、玄参、五味、麦门治之即愈。

气血俱虚

余北仕时,有留都贾学士子,年十六,患流注已二载,公陞北宗伯,邀余治。诊其脉,洪大而数,脓清作渴,食少盗汗,朝寒暮热。余曰:此气血俱虚也。先以固气血为主,午前以四君、芎、归、炙草,午后以四物、参、芪、麦门、五味,两月,诸症遂可一二。有一医用渗利之剂,保其必生,治之三月,气血极虚,而形体骨立,复恳治,余被命南下,后果殁。

阳气脱陷

梁阁老姪跌伤腿,外敷大黄等药,内服破血之剂,遂致内溃。余针出秽脓三碗许。虚证悉具，用大补之剂两月余，少能步履。因劳心手撒眼闭，汗出如水，或欲用祛风之剂。余曰：此气血尚未充足而然也。急以艾炒热，频熨肚脐并气海穴处，以人参四两，炮附子五钱煎灌，良久臂少动，又灌一剂，眼开能言，但气不能接续，乃以参、芪、归、术、四味共一斤，附子五钱，水煎徐徐服之。元气渐复，饮食已进。乃去附子，服之而疮愈。

胆经血少

一女子年十七，闪右臂，微肿作痛，寅申时发热。余决其胆经血虚火盛，经水果先期而至，先以四物合小柴胡汤，四剂热退。更以加味四物汤加香附、地骨皮、山栀各五分，芩连、炙草各三分，二十余剂，其肿亦消。乃去黄连、山栀，又五十余剂，经水调而元气充矣。

肾经虚怯（二条）

儒者王清之跌腰作痛，用定痛等药不愈，气血日衰，面耳黧色。余曰：腰为肾之府，虽曰闪伤，实肾经虚弱所致。遂用杜仲、补骨脂、五味、山茱、苁蓉、山药，空心服。又以六君、当归、白术、神曲各二钱，食远服，不月而瘥。

一三岁儿闪腰作痛，服流气等药，半载不愈。余曰：此禀肾气不足，不治之症也。后果殁。

痛伤胃呕

一妇人伤指，手背俱肿，微呕少食，彼以为毒气内攻。诊其脉沉细，此痛伤胃气所致也。遂刺出脓碗许，先以六君、霍香、当归，而食进。继以八珍、黄芪、白芷、桔梗，月余而疮愈。

气遏肉死（二条）

一男子修伤足指，色黑不痛而欲脱。余曰：此因阳气虚，不能运达于患处也。急去之，速服补剂以壮元气，否则死肉延足，必不救矣。不信，果黑烂上胫而死。大抵手足气血罕到之地，或生疮，或伤损，若戕其元气，邪气愈盛，溃烂延上必死，不溃而色黯者亦死。若骨断筋皮尚连者，急剪去之。

一女年数岁，严寒上京，两足受冻不仁，用汤泡渍。至春，十指俱烂，牵连未落。余用托里之剂助其阳气，自溃脱，得保其生。此因寒邪遏绝，运气不至，又加热汤泡渍，故死而不痛也。余尝见人之严寒而出，冻伤其耳，不知痛痒，若以手触之，其耳即落，当以暖处良久，或热手熨之无恙。若以火烘汤泡，其耳即死，至春必溃脱落矣。北方寒气损人若此，可不察之。

凉药遏经（三条）

云间曹子容，为室人中风灌药，误咬去指半节，燉痛寒热,外敷大黄等药,内服清热败毒,患处不痛不溃,脓清,寒热愈甚。余曰:此因凉药遏绝隧道而然也。遂敷玉龙膏以散寒气,更服六君子汤,以壮脾胃。数日后,患处微痛,肿处渐消,此阳气运达患处也,果出稠脓。不数日,半指溃脱,更服托里药而敛。

上舍王天爵伤足,燉肿内热作渴,外敷内服,皆寒凉败毒,患处益肿而不溃,且恶寒少食,欲作呕吐。余曰:此气血俱虚,又因寒药凝结隧道,损伤胃气,以致前症耳。遂用香砂六君子、芎、归、炮姜,外症悉退。惟体倦晡热,饮食不甘,以补中益气汤加地骨皮、五味、麦门,治之而愈。

州守王廷用伤指,即用帛裹之,瘀血内溃,燉肿至手。余谓:宜解患处,以出瘀血,更用推陈致新之剂。不信,乃敷凉药。痛虽少止,次日复作。又敷之,数日后,手心背俱溃,出瘀秽脓水。尚服败毒之剂,气血益虚,色黯脓清,饮食少思。仍请余治,投以壮脾胃生气血之剂,由是脓水渐稠而愈。

汤火所伤治验

火毒刑肺金

一男子孟冬火伤臂作痛,喘嗽发热,此火毒刑肺金之症。用人参平肺散治之,喘嗽乃止。因劳又恶寒发热,此气血虚也。以八珍汤加桔梗、白芷治之而退,再加薄桂三分,以助药势,温气血,坏肉溃之而愈。若初起焮赤作痛,用神效当归膏敷之,轻者自愈,重者自腐,生肌神效。或用侧柏叶末,蜡油调敷亦效。若发热作渴,小便赤色。其脉洪数而实者,用四物、茯苓、木通、生甘草、炒黄连;脉虽洪数而虚者,用八珍;若患处不溃而色黯者,四君、芎、归、黄芪之类;若肉死已溃而不生肌者,用四君、黄芪、当归、炮姜;若愈后而恶寒,阳气未复也,急用十全大补,切不可用寒凉,反伤脾胃。

火毒焮作

一男子因醉,被汤伤腿,溃烂发热,作渴饮水,脉洪数而有力,此火毒为患。用生地、当归、芩、连、木通、葛根、甘草,十余剂,诸症渐退。却用参、芪、白术、芎、归、炙草、芍药、白芷、木瓜,新肉将完。因劳忽寒热,此气血虚而然也。仍用参、芪之药,加五味子、酸枣仁而安,又月余而疮痊。

火毒行于下焦

一男子火伤,两臂焮痛,大小便不利,此火毒传于下焦。用生地黄、当归、芍药、黄连、木通、山栀、赤茯苓、甘草,一剂二便清利,其痛亦止。乃以四物、参、芪、白芷、甘草,而坏肉去。又数剂而新肉生。

火毒乘血分

一妇人汤伤胸大溃,两月不敛。脉洪大而无力,口干发热,日晡益甚,此阴血虚,火毒乘之而为患耳。用四物汤加柴胡、丹皮,热退身凉。更用逍遥散加陈皮以养阴血,壮脾胃,腐肉去而新肉生矣。

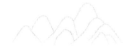

方　药

四君子汤：治脾胃虚弱，或因克伐，肿痛不散，或溃而不敛，或饮食少思，或欲作呕，大便不实等症。　人参　白术　茯苓各二钱　甘草(炙)一钱　上作一剂，姜、枣，水煎服。

小柴胡汤：治一切扑伤等症，应肝胆经火盛作痛，出血自汗，寒热往来，日晡发热，或潮热身热，咳嗽发热，胁下作痛，两胁痞满。　柴胡二钱　黄芩一钱五分　半夏一钱　人参一钱　甘草(炙)三分　上姜水煎服。

神效葱熨法：治跌扑损伤。　用葱白细切，杵烂炒热，敷患处，如冷易之，肿痛即止，其效如神。

八珍汤：治伤损等症，失血过多，或因克伐，血气耗损，恶寒发热，烦燥作渴等症。　人参　白术　白茯苓　当归　川芎　白芍药　熟地黄各一钱　甘草(炙)五分　上姜、枣，水煎服。

犀角地黄汤：治火盛血热妄行，或吐衄不止，大便下血。如因怒而致。加山栀、柴胡。　犀角(镑

末）生地黄 白芍药 黄芩 牡丹皮 黄连各一钱
五分用水煎熟,倾于盏内,入犀末服之。

十味参苏饮:治气逆血蕴上焦,发热气促,或
咳血衄血,或痰嗽不止。加黄芩、山栀,即加味参苏
饮。 人参 紫苏 半夏 茯苓 陈皮 桔梗 前
胡 葛根 枳壳各一钱 甘草(炙)五分 上用姜水
煎服。

二味参苏饮:治出血过多,瘀血入肺,面黑喘
促。 人参一两 苏木二两 用水煎服。

四物汤:治一切血虚,日晡发热,烦燥不安者,皆
宜服之。 当归 熟地黄各三钱 芍药二钱 川芎
一钱五分 上水煎服。加白术、茯苓、柴胡、丹皮,即
加味四物汤。

桃仁承气汤(加当归即当归承气汤):治伤损血
滞于内作痛,或发热发狂等症。 桃仁 芒硝 甘草
各一钱 大黄二钱 用水煎服。大黄更量虚实。

加味承气汤:治瘀血内停,胸腹胀痛,或大便不
通等症。 大黄 朴硝各二钱 枳实一钱 厚朴一
钱 甘草五分 当归 红花各一钱 用酒水各一盏,
煎至一盏服。仍量虚实加减,病急不用甘草。

独参汤:治一切失血,与疮疡溃后,气血俱虚,恶
寒发热,作渴烦躁者,宜用此药补气。盖血生于气,阳

生阴长之理也。用人参二两、枣十枚,水煎服。

归脾汤:治跌仆等症,气血损伤,或思虑伤脾,血虚火动,寤而不寐,或心脾作痛,怠惰嗜卧,怔忡惊悸,自汗盗汗,大便不调,或血上下妄行,其功甚捷。

白术 当归 白茯苓 黄芪(炙) 龙眼肉 远志 酸枣仁(炒)各一钱 木香五分 甘草(炙)三分 人参一钱 上姜枣水煎服。加柴胡、山栀,即加味归脾汤。

润肠丸:治跌扑等症,或脾胃伏火,大肠干燥,或风热血结等症。 麻子仁一两 桃仁(去皮尖、研)一两 羌活 当归尾 大黄(煨) 皂角刺 秦艽各五钱 上为末,炼蜜丸桐子大,猪胆汁丸尤妙。每服三五十丸,食前白滚汤送下。凡怯弱之人,先用猪胆导之,不通,宜补气血。

当归补血汤:治杖疮金疮等症,血气损伤,肌热大渴引饮,目赤面红,昼夜不息,其脉洪大而虚,重按全无。此病多得于饥渴劳役者,若误服白虎汤,必死。 黄芪(炙)一两 当归(酒制)二钱 用水煎服。

圣愈汤:治杖疮、金疮、痈疽,脓血出多,热燥不安,或晡热作渴等症。 熟地黄(酒洗) 生地黄(酒洗) 人参各一钱 川芎一钱 当归(酒洗) 黄芩各

五分 用水煎服。

十全大补汤：治杖疮，气血俱虚，肿痛不消，腐而不溃，溃而不敛；或恶寒发热，自汗盗汗，饮食少思，肢体倦怠。若怯弱之人，患处青肿而肉不坏者，服之自愈。若有瘀血，砭刺早者，服之自消。或溃而浓水清稀，肌肉不生；或口干作渴而饮汤者，尤宜服之。 白茯苓 人参 当归 白术 黄芪 川芎 白芍药(炒) 熟地黄各一钱 肉桂五分 甘草(炙)各一钱 用姜、枣，水煎服。

参附汤：治金疮、杖疮，失血过多，或脓瘀大泄，阳随阴走，上气喘急，自汗盗汗，气短头晕等症。 人参四钱 附子(炮去皮脐)三钱 用水煎服。阳气脱陷者，倍用之。

清胃散：治血伤火盛，或胃经湿热，唇口肿痛，牙龈溃烂，或发热恶寒等症。 升麻一钱 生地黄五分 牡丹皮五分 黄连五分 当归(酒洗)五分 用水煎服。如痛未止，黄芩、石膏、大黄之类，皆可量加。

清燥汤：治跌扑疮疡，血气伤损；或溃后气血虚怯，湿热乘之，遍身酸软；或秋夏湿热太甚，肺金受伤，绝寒水生化之源，肾无所养，小便赤涩，大便不调；或腰腿痿软，口干作渴，体重麻木；或头晕眩，饮食少思;或自汗体倦,胸满气促;或气高而喘,身热而烦。　黄芪一钱五分　苍术一钱　白术　陈皮　泽泻各五分　五味子九粒　白茯苓　人参　升麻各五分　麦门冬　当归身　生地黄　神曲(炒)　猪苓　酒柏各五分　柴胡　黄连　甘草(炙)各三分　上姜水煎服。湿痰壅盛,参、芪、归、地之类,可暂减之。

生脉散:治金疮、杖疮等症,发热体倦气短,或汗多作渴,或溃后睡卧不宁,阳气下陷,发热烦躁。若六七月间,湿热大行,火土合病,令人脾胃虚弱,身重气短;或金为火制,绝寒水化源,肢体痿软,脚歆眼黑,并宜服。　人参五钱　五味子一钱　麦门冬一钱　用水煎服。

二妙散:治下焦湿热肿痛,或流注游走,遍身疼痛。　苍术　黄柏各等分　上为末,每服二三钱,酒调服,作丸亦可。

四斤丸:治肝肾精血不足,筋无所养,挛缩不能步履,或邪淫于内,筋骨痿软。　肉苁蓉(酒浸)　牛膝(酒洗)　天麻　干木瓜　鹿茸(炙)　熟地黄　菟丝子(酒浸煮杵)　五味子各等分　上为末,用地黄膏丸,桐子大。每服五七十丸,空心温酒送下。

补中益气汤:治跌扑等症,损伤元气,或过服克伐,恶寒发热,肢体倦怠,血气虚弱,不能生肌收敛。或兼饮食劳倦,头痛身热,烦燥作渴,脉洪大弦虚,或微细软弱,自汗倦怠,饮食少思。 黄芪(炙) 人参 白术 甘草(炙)各一钱五分 当归一钱 陈皮五分 柴胡 升麻各三分 用姜枣水煎服。

四生散:治肾脏风毒,遍身瘙痒,或脓水淋漓,耳鸣目痒,或鼻赤齿浮,口舌生疮。妇人血风疮更效。 白附子 独活 黄芪 蒺藜各等分 上为末,每服二钱,用腰子一枚,劈开入药,湿纸包裹煨熟,细嚼,盐汤下,酒服亦可。

竹叶黄芪汤:治气血虚,胃火盛而作渴者。 淡竹叶二钱 黄芪 生地黄 当归 麦门冬 川芎 甘草 黄芩(炒) 芍药 人参 石膏(煅)各一钱 用水煎服。

竹叶石膏汤:治胃火盛而作渴者。 淡竹叶 石膏(煅) 桔梗 木通 薄荷 甘草各一钱 用姜水煎服。

人参平肺饮:治心火克肺,咳嗽喘呕,痰涎壅盛,咽喉不利等症。 人参 陈皮 甘草各一钱 地骨皮 茯苓 知母各八分 五味子 青皮 天门冬 桑白皮各五分 上水煎服。

滋肾丸:治肾经阴虚,发热作渴,足热腿膝无力等症。凡不渴而小便闭者,最宜用之。　肉桂三钱　知母(酒炒)　黄柏(酒炒)各二两　上为末,水丸桐子大。每服七八十丸,空心白滚汤下。

六味地黄丸(加肉桂、五味各一两,名加减八味丸):治伤损之症。因肾肺二经虚弱,发热作渴,头晕眼花,咽燥唇裂,齿不坚固,腰腿痿软,小便频赤,自汗盗汗,便血诸血,失瘄水泛为痰之圣药,血虚发热之神剂。若损重伤骨,不能言如瘄者,用此水煎服之,亦效。　熟地黄(杵膏自制)八两　山萸肉　干山药各四两　牡丹皮　白茯苓　泽泻各三两　上为末,和地黄丸桐子大。每服七八十丸,空心食前滚汤下。

清心莲子饮:治发热口渴,白浊,夜安静而昼发热等症。　黄芩一钱　麦门冬　地骨皮　车前子(炒)　甘草各一钱五分　石莲肉　茯苓　黄芪(炙)　柴胡　人参各一钱　上水煎服。

七味白术散:治脾胃虚弱,津液短少,口干作渴,或中风虚热,口舌生疮,不喜饮冷,最宜服之。　人参　白术　木香　白茯苓　甘草(炙)　藿香各五分　干葛一钱　用水煎服。

黑丸子(一名和血定痛丸):治跌扑坠堕,筋骨疼痛,或瘀血壅肿,或风寒肢体作痛。若流注膝风初结,服之自消。若溃而脓清发热,与补气血药兼服自敛。

百草霜　白芍药各一两　赤小豆一两六钱　川乌(炮)三钱　白蔹一两六钱　白及　当归各八钱　南星(炮)三钱　牛膝(焙)六钱　骨碎补(焙)六钱　上各另为末,酒糊丸,桐子大。每服三十丸,盐汤温酒送下。孕妇不可服。

白丸子:治一切风痰壅盛,手足顽麻,或牙关紧急,口眼歪斜,半身不遂等症。　半夏(生用)七两　南星(生用)二两　川乌(去皮脐,生用)五钱　上为末,用生姜汁调糊丸,桐子大。每服一二十丸,姜汤送下。

六君子汤:治金疮、杖疮等症。因元气虚弱,肿痛不消;或不溃敛,或服克伐伤脾,或不思饮食,宜服之以壮营气。此方即四君子汤加陈皮、白术。更加香附、藿香、砂仁,名香砂六君子。

回阳玉龙膏:治跌扑所伤,为敷凉药,或人元气虚寒,肿不消散;或不溃敛,及痈肿坚硬,肉色不变,久而不溃,溃而不敛,或筋挛骨痛,一切冷症并效。　草乌二钱　南星(煨)一两　军姜(炒)一两　白芷一两　肉桂五钱　赤芍药(炒)一两　上为末,葱汤调涂,热酒亦可。

复原活血汤:治跌扑等症,瘀血停凝,胁腹作痛,甚者大便不通。　柴胡　当归　红花各二钱　穿山甲(炮)五分　大黄(酒炒)一钱　桃仁二十枚　甘草五分　瓜蒌根一钱　用酒水各半煎服。

复原通气散：治打扑伤损作痛，及乳痈便毒初起，或气滞作痛。　木香　茴香(炒)　青皮(去白)　穿山甲(酥炙)　陈皮　白芷　甘草　漏芦　贝母各等分　上为末，每服一二钱，温酒调下。

愚按：前方治打扑闪错，或恼怒气滞血凝之良剂。经云：形伤作痛，气伤作肿。又云：先肿而后痛者，形伤气也；先痛而后肿者，气伤形也。若人元气素弱，或因叫号，血气损伤，或过服克伐之剂，或外敷寒凉之药，血气凝结者，当审前大法，用温补气血为善。

神效太乙膏：治痈疽、发背、杖疮，及一切疮疽溃烂。　玄参　白芷　当归　肉桂　赤芍药　大黄　生地黄各一两　用麻油二斤，入铜锅内，煎至药黑，滤去渣，徐入净黄丹十二两，再煎，滴水中捻软硬得中，即成膏矣。

乳香定痛散：治杖疮、金疮，及一切疮疡溃烂疼痛。　乳香　没药各五钱　滑石　寒水石(煅)各一两　冰片一钱　上为末，搽患处，痛即止，甚效。

猪蹄汤：治一切痈疽，杖伤溃烂。消肿毒，去

恶肉。　白芷　当归　羌活　赤芍药　露蜂房(蜂
儿多者佳)　生甘草各五钱　用猪蹄一只,水五碗,
煮熟取清汤,入前药,煎数沸去渣,温洗,随用膏药
贴之。

神效当归膏:治杖扑汤火疮毒,不问已溃未溃,
肉虽伤而未坏者,用之自愈。肉已死而用之自溃,新
肉易生。搽至肉色渐白,其毒始尽,生肌最速。如棍
杖者,外皮不破,内肉糜烂,其外皮因内燉干缩,坚硬
不溃,爬连好肉作痛,故俗云丁痂皮,致脓瘀无从而
泄,内愈胀痛,腐溃益深,往往不待其溃,就行割去,而
疮口开张,难以溃敛。怯弱之人,多成破伤风症,每致
不救。若杖疮内有瘀血者,即用有锋芒磁片,于患处
砭去,涂以此药,则丁痂自结,死肉自溃,脓秽自出,所
溃亦浅,生肌之际,亦不结痂,又免皱揭之痛,殊有神
效。盖当归、地黄、麻油、二蜡,主生肌止痛,补血续
筋,与新肉相宜。此方余已刊行,治者亦多用之。　当
归一两　麻油六两　黄蜡一两　生地黄一两　上先
将当归、地黄入油煎黑去渣,入蜡熔化,后冷搅匀,即
成膏矣。白蜡尤效。

托里散:治金疮、杖疮,及一切疮毒,因气血虚不
能成脓,或脓成不能溃敛,脓水清稀,久而不瘥。　人
参(气虚多用之)一钱　黄芪(盐水拌炒)一钱　白

术(炒) 陈皮各七分 当归身(酒拌)一钱 芍药(酒炒) 熟地黄 白茯苓各一钱 用水煎服。

加味芎归汤：治跌扑坠堕，皮肤不破，瘀血入胃作呕。 芎劳 当归 百合(水浸半日) 白芍药 荆芥穗各二钱 用酒水煎服。

当归导滞散：治跌扑瘀血在内，胸腹胀满，或大便不通，或喘咳吐血。 大黄 当归各等分 上为末，每服三钱，温酒下。气虚须加桂。

花蕊石散：治打扑伤损，腹中瘀血，胀痛欲死，服之血化为水，其功不能尽述。 硫磺(明色者)四两 花蕊石一两 上为末和匀，先用纸筋和盐泥固济，瓦罐一个，后干入药，再用泥封口，安在砖上，虚书八卦五行，用炭三十斤煅之，罐冷取出。每服一钱，童便调下。

愚按：前方若被伤炽盛，元气亏损，内有瘀血，不胜疏导者，用前药一服，气血内化，又不动脏腑，甚妙，甚妙！

经验方：治跌扑瘀血作痛，或筋骨疼痛。 黄柏一两 半夏五钱 上为末，用姜汁调涂患处，以纸贴之。如干，姜汁润之，周日易之。

消毒定痛散：治跌扑肿痛。 无名异(炒) 木耳(炒) 大黄(炒)各五分 上为末，蜜水调涂。如内有瘀血,砭去敷之。若腐处更用当归膏敷之,尤好。

药蛆方:治杖疮溃烂生蛆。用皂矾煅过为末,干掺其内,蛆即死。如未应,佐以柴胡栀子散,以清肝火。

洗药:凡伤重者,用此淋洗,然后敷药。　荆芥　土当归　生葱(切断)　一方用生姜　上煎汤温洗。或止(只)用葱一味煎洗,亦可。

黑龙散:治跌扑伤损,筋骨碎断。先用前汤淋洗,以纸摊贴。若骨折,更以薄木片夹贴,以小绳束三日。再如前法,勿去夹板,恐摇动患处,至骨坚牢,方宜去。若被刀箭虫伤成疮,并用姜汁和水调贴口,以风流散填涂。　土当归二两　丁香皮六两　百草霜(散血)六两　穿山甲(炒黄或炼存性)六两　枇杷叶(去毛,·云山枇杷根)半两　上焙为细末,姜汁水调。或研地黄汁调,亦好。

洪宝丹(一名济阴丹):治伤损焮痛,并接断。天花粉三两　姜黄　白芷　赤芍药各一两　上为末,茶汤调搽患处。

金疮出血不止:治金疮出血不止,用牛胆、石灰,掺之即止。以腊月牛胆入风化石灰,悬当风,候干用。

又方:金疮出血不止,以五倍子生为末,干

贴。如不止，属血热，宜用犀角地黄汤之类。大凡金疮出血不止，若素怯弱者，当补气；若素有热，当补血；若因怒气，当补肝；若烦热作渴昏愦，当补脾气；若筋挛搐搦，当养肝血。不应，用地黄丸，以滋肾水。

又方：皮破筋断者，以白胶香涂之，或以金沸草汁频涂，自然相续。

没药降圣丹：治伤损筋骨疼痛，或不能屈伸，肩背拘急，身体倦怠，四肢无力。没药(别研)　当归(酒洗，炒)　白芍药　生地黄　骨碎补(挦去毛)　川乌(去皮脐，炮)　川芎各一两半　自然铜(火煅醋淬十二次，研为末，水飞过，焙)一两　上为细末，每一两作四丸，以生姜自然汁与炼蜜为丸。每服一丸，捶碎，用水酒各半盅，入苏木少许，煎至八分，去苏木，空心服。

愚按：脾主肉，肝主筋。若因肝脾二经气血虚弱，或血虚有热而不愈者，当求其本而治之。

万金膏：治痈疽及坠扑伤损，或筋骨疼痛。　龙骨　鳖甲　苦参　乌贼鱼骨　黄柏　黄芩　黄连　猪牙皂角　白及　白蔹　厚朴　木鳖子仁　草乌　川芎　当归　白芷各一两　没药(另研)　乳香(另研)各半两　槐枝　柳枝(各四寸长)二十一

条　黄丹(炒过,净)一斤半　清油四斤　上除乳、没、黄丹外,诸药入油内,煎至黑色去之,称净油。每斤入丹半斤,不住手搅令黑色,滴水中不粘手,下乳、没再搅,如硬,入油些少,以不粘手为度。

接骨散:治骨折碎,或骨出骱,先整端正,却服此药。如飞禽六畜所伤,亦能治。　硼砂一钱五分　水粉　当归各一钱　上为末,每服二钱,煎苏木汤调服,后但饮苏木汤,立效。

《本事》接骨方:治打折伤损。　接骨木(即蒴藋也)半两　乳香半两　赤芍药　当归　川芎　自然铜各一两　上为末,用黄蜡四两溶入前末搅匀,众手丸龙眼大。如打伤筋骨及闪痛不堪忍者,用一丸,热酒浸开热呷,痛便止。若大段伤损,先整骨,用川乌、草乌等分为末,生姜汁调贴之。夹定服药,无不效者。

愚按:前三方俱效验者,备录之,以便修用。

没药丸:治打扑筋骨疼痛,或气逆血晕,或瘀血内停,肚腹作痛,或胸膈胀闷。　没药　乳香　川芎　川椒　芍药　当归　红花　桃仁　血竭各一两　自然铜(火煅七次)四钱　上为末,用黄蜡四两溶化,入前末,速搅匀,丸弹子大。每服一丸,酒化服。

愚按：接骨散、没药丸，元气无亏者宜用。若肾气素怯，或高年肾气虚弱者，必用地黄丸、补中益气汤，以固其本为善。

羌活防风汤：治破伤风，邪初在表者，即服此药以解之，稍迟则邪入于里，与药不相合矣。 羌活 防风 甘草 川芎 藁本 当归 芍药各四两 地榆 细辛各二两 上每服五钱，水煎。

防风汤：治破伤风，表症未传入里，即宜服之。 防风 羌活 独活 川芎各等分 上每服五钱，水煎，调蜈蚣散服，大效。

蜈蚣散：蜈蚣一对 鳔三钱 上为细末，用防风汤调下。

羌活汤：治破伤风，在半表半里，急服此汤。稍缓邪入于里，不宜用。 羌活 菊花 麻黄 川芎 石膏 防风 前胡 黄芩 细辛 甘草 白茯苓 枳壳 蔓荆子各一两 薄荷 白芷各五钱 上每服五钱，水煎。

地榆防风散：治风在半表半里，头微汗，身无汗，不可发汗，兼治表里。 地榆 防风 地丁草 马齿苋各等分 上为细末，每服三钱，米汤调服。

大芎黄汤：治风在里，宜疏导，急服此汤。 川芎 羌活 黄芩 大黄各一两 上五七钱，水煎温服,脏腑通和为度。

白术防风汤：治服表药过多自汗者。 白术 黄芪各一两 防风二两 上每服五七钱,水煎服。脏腑和而自汗者,可服。若脏腑秘,小便赤者,宜用大芎黄汤下之。

白术汤：治破伤风,汗不止,筋挛搐搦。 白术 葛根 升麻 黄芩 芍药各二两 甘草二钱五分 上每服五钱,水煎,无时服。

谦甫朱砂丸：治破伤风,目瞪口噤不语,手足搐搦,项筋强直,不能转侧,目不识人。 朱砂(研) 半夏(洗) 川乌各一两 雄黄五钱 凤凰台三钱 麝香一字 上为末,枣肉丸,桐子大。每服一丸或二丸,冷水下,以吐为度。如不吐,加一丸。或吐不住,煎葱白汤止之。汗出为效。

左龙丸：治直视在里者。 左盘龙(野鸽粪) 白僵蚕 鳔(炒)各五钱 雄黄一钱 上为末,烧饭丸桐子大。每服十五丸,温酒下。如里症不已,当用前药末一半,加巴豆霜半钱,烧饭丸桐子大,每服加入一丸,如此渐加,以利为度。利后服和解药。

江鳔丸：治破伤风,传入里症,惊而发搐,脏腑秘涩。 江鳔(锉,炒)半两 野鸽粪(炒)半两 雄黄一钱 白僵蚕半两 蜈蚣一对 天麻一两 上为末,作三份：二份烧饭丸桐子大，朱砂为衣；一份入巴豆霜一钱，亦用饭烧丸。每服朱砂者二十丸，入巴豆者一丸，渐加至利为度，后止（只）服前丸。

养血当归地黄汤：当归　地黄　芍药　川芎　藁本　防风　白芷各一两　细辛五钱　上依前煎服。

广利方：治破伤风发热。　瓜蒌子九钱　滑石三钱半　南星　苍术　赤芍药　陈皮　炒柏　黄连　黄芩　白芷　甘草各五分　用姜水煎服。上二方，用竹沥、瓜蒌实辈，治破伤风热痰脉洪者。前方用南星、半夏、草乌、川乌辈，则治破伤风寒痰脉无力者。

白丸子：治一切风痰壅盛，手足顽麻，或牙关紧急，口眼歪斜，半身不遂等症。　半夏(生用)七两　南星(生用)二两　川乌(去皮脐，生用)五钱　上为末，用生姜汁调糊丸，桐子大。每服一二十丸，姜汤下。

《本事》玉珍散：治破伤风，及打扑损伤，项强口噤，欲死。南星有防风制其毒，不麻人。　天南星(汤泡七次)　防风等分　上为末，先以热童子小便洗净疮口，拭干掺之。良久浑身作痒，疮口出赤水是效。又以温酒调下一钱。如牙关紧急，腰背反张，用药二钱,童子小便调服。至死心头微温者,急灌之,亦可救,累验累效。

又方:治打扑伤损,肿痛伤风者。　天南星　半夏　地龙各等分　上为末,用生姜、薄荷汁调搽患处。

方剂索引

二画

二妙散　102

二味参苏饮　99

十全大补汤　101

十味参苏饮　99

七味白术散　104

八珍汤　98

人参平肺饮　103

三画

大芎黄汤　112

万金膏　110

小柴胡汤　98

广利方　114

四画

六君子汤　105

六味地黄丸　104

五画

《本事》玉珍散　114

《本事》接骨方　111

左龙丸　113

归脾汤　100

四斤丸　102

四生散　103

四君子汤　98

四物汤　99

生脉散　102

白丸子　105,114

白术汤　113

白术防风汤　113

加味芎归汤　108

加味承气汤　99

圣愈汤　100

六画

托里散　107

地榆防风散　112

当归导滞散　108

当归补血汤　100

回阳玉龙膏　105

竹叶石膏汤　103
竹叶黄芪汤　103
江鳔丸　113
防风汤　112

七画
花蕊石散　108
羌活汤　112
羌活防风汤　112
没药丸　111
没药降圣丹　110
补中益气汤　102

八画
和血定痛丸　104
金疮出血不止　109
乳香定痛散　106
参附汤　101

九画
药蛆方　109
复原活血汤　105
复原通气散　106
独参汤　99
养血当归地黄汤　114
洪宝丹　109

洗药　109
神效太乙膏　106
神效当归膏　107
神效葱熨法　98

十画
桃仁承气汤　99
消毒定痛散　108
润肠丸　100

十一画
接骨散　111
猪蹄汤　106
清心莲子饮　104
清胃散　101
清燥汤　101

十二画
黑丸子　104
黑龙散　109
滋肾丸　103
谦甫朱砂丸　113
犀角地黄汤　98

十三画
蜈蚣散　112

56检